I0839795

À minha mãe, Rosangela, cuja força e determinação moldaram
minha jornada.

À minha avó, Vilaní, que com sua sabedoria e carinho, me ensinou
o verdadeiro valor do tempo.

Em memória de meu avô, Luiz Gonzaga, cujo legado continua a
iluminar meu caminho.

Aos meus alunos, que constantemente me inspiram e me
lembram da importância da aprendizagem contínua.

E a Deus, pelo dom da vida e pela oportunidade de
contribuir com esta obra para o mundo.

"Não é o passar dos anos que nos envelhece, mas sim o abandono de nossos ideais. Anos enrugam a pele, mas desistir do entusiasmo enruga a alma."

SAMUEL ULLMAN

Direitos autorais © 2023 L.A OLIVEIRA

Todos os direitos reservados

Os personagens e eventos retratados neste livro são fictícios. Qualquer semelhança com pessoas reais, vivas ou falecidas, é coincidência e não é intencional por parte do autor.

Nenhuma parte deste livro pode ser reproduzida ou armazenada em um sistema de recuperação, ou transmitida de qualquer forma ou por qualquer meio, eletrônico, mecânico, fotocópia, gravação ou outro, sem a permissão expressa por escrito da editora.

ISBN-13: 9798863450674

Design da capa por: Pintor de arte
Número de controle da Biblioteca do Congresso: 2018675309

Impresso nos Estados Unidos da América

ÍNDICE

VIDA PLENA

Uma jornada íntima pelo envelhecimento

INTRODUÇÃO

Há uma manhã em que você se olha no espelho e algo mudou. Não é a primeira vez que isso acontece, nem será a última. Mas desta vez você para. Realmente para. E se pergunta quando foi que aquele rosto começou a contar uma história diferente da que você lembrava.

O tempo, esse companheiro silencioso que caminha ao nosso lado desde o primeiro suspiro, deixa suas marcas como um artista deixa pinceladas numa tela. Algumas são suaves, quase imperceptíveis. Outras, mais profundas, sulcam a pele como rios que encontraram seu leito definitivo. E você, começa a perceber que não é mais o mesmo de vinte. Nem deveria ser.

Existe uma beleza estranha nessa descoberta. Uma melancolia doce que nos toma quando compreendemos que envelhecer não é apenas somar anos ao calendário, mas permitir que a vida nos transforme por dentro e por fora. É como se cada experiência vivida deixasse uma marca invisível, um traço de sabedoria que só o tempo pode esculpir.

Nossos antepassados sabiam disso. Nas sociedades antigas, os cabelos brancos eram coroas de honra, e as rugas, mapas de uma jornada bem vivida. Um homem idoso não era alguém que havia perdido a juventude, mas alguém que havia ganhado algo muito mais precioso: a compreensão profunda de como a vida funciona.

Seus conselhos eram buscados, suas histórias, ouvidas com reverência. Eles eram bibliotecas vivas, guardiões de memórias que conectavam o passado ao presente.

Mas algo mudou no caminho. A modernidade trouxe consigo uma obsessão pela juventude que transformou o envelhecimento em inimigo. De repente, cada linha de expressão virou motivo de preocupação, cada fio grisalho, uma derrota. Criamos uma cultura que teme o tempo, que luta contra ele como se fosse possível vencê-lo. E nessa luta, perdemos algo essencial: a capacidade de envelhecer com graça.

Você já reparou como falamos do envelhecimento? "Combater os sinais da idade", "lutar contra o tempo", "vencer a velhice". Como se a vida fosse uma guerra e nós, soldados destinados à derrota. Mas e se não fosse assim? E se o envelhecimento fosse, na verdade, uma dança? Uma coreografia lenta e bela entre quem somos e quem estamos nos tornando?

A ciência moderna nos trouxe um presente extraordinário: a possibilidade de viver mais e melhor. Hoje, você está apenas no meio da jornada. Há um tempo pela frente, décadas que podem ser preenchidas com saúde, vitalidade e descobertas. Mas para isso, precisamos mudar nossa relação com o tempo. Precisamos parar de vê-lo como inimigo e começar a entendê-lo como aliado.

Porque envelhecer bem não é sobre parar o relógio. É sobre dançar com ele. É sobre compreender que cada fase da vida tem sua própria música, seu próprio ritmo, sua própria beleza. Aos vinte, dançamos com a energia da descoberta. Aos quarenta, com a sabedoria da experiência. E aos sessenta, oitenta, cem anos, dançamos com a serenidade de quem já viu muito e ainda tem muito a ver.

Este livro é um convite para essa dança. Não é um manual de instruções nem um guia de autoajuda. É uma conversa íntima entre homens que estão descobrindo que envelhecer pode ser a maior aventura de suas vidas. É para você, que aos quarenta anos olha para frente e se pergunta como serão os próximos quarenta. É para quem quer entender que cuidar do corpo e da mente não é vaidade, mas amor próprio. É para quem deseja transformar o medo do tempo em curiosidade pelo que está por vir.

Vamos falar de ciência, sim, mas de uma ciência humana, que reconhece que somos mais do que a soma de nossas células. Vamos explorar como o corpo envelhece, mas também como a alma amadurece. Vamos descobrir que a longevidade não é apenas sobre viver mais, mas sobre viver melhor, com mais profundidade, mais conexão, mais sentido.

Porque no final das contas, envelhecer é a única forma que temos de continuar vivendo. E viver, verdadeiramente viver, é a única forma que temos de honrar o tempo que nos foi dado.

CAPÍTULO 1

Dentro de você, neste exato momento, está acontecendo uma sinfonia silenciosa. Trilhões de células trabalham em harmonia, cada uma carregando em seu núcleo a história completa de quem você é. É uma história escrita em uma linguagem que antecede todas as outras: a linguagem do DNA.

Imagine por um instante que você pudesse encolher até o tamanho de uma molécula e viajar pelo seu próprio corpo. O que veria seria um universo em constante movimento, onde cada célula é uma cidade microscópica, cada proteína um trabalhador especializado, cada gene uma biblioteca contendo instruções precisas para a vida.

Mas este universo interior não é imutável. A cada segundo, a cada respiração, a cada batimento do coração, algo muda. O tempo deixa suas marcas não apenas no espelho, mas nas profundezas mais íntimas do seu ser. E compreender essa dança molecular é o primeiro passo para dançar com ela, em vez de lutar contra ela.

Pense no DNA como um livro antigo, passado de geração em geração. A cada vez que uma célula se divide, esse livro precisa ser copiado. E como qualquer escriba humano, o processo não é perfeito. Pequenos erros se acumulam, páginas se desgastam, algumas palavras ficam borradas. Não é falha do sistema; é a natureza da vida. Somos seres imperfeitos vivendo em um mundo imperfeito, e nossa biologia reflete essa realidade fundamental.

Mas há algo ainda mais poético nessa imperfeição: ela é parte do que nos torna únicos. Cada erro, cada pequena mutação, cada marca do tempo contribui para fazer de você exatamente quem você é. Não existe outro ser humano no universo com exatamente a mesma história molecular que a sua.

Nas pontas dos seus cromossomos, como cadarços de sapato que protegem as extremidades, existem estruturas chamadas telômeros. Eles são, talvez, o relógio mais preciso que carregamos dentro de nós. A cada divisão celular, eles encurtam um pouco. É como se cada célula tivesse um número limitado de capítulos para escrever na história da sua vida.

Quando você era criança, seus telômeros eram longos, cheios de possibilidades. Agora, aos quarenta, eles carregam as marcas de quatro décadas de vida. Cada alegria, cada tristeza, cada noite mal dormida, cada corrida no parque deixou sua marca molecular. Não é melancólico; é profundamente humano.

Dentro de cada uma das suas células existem pequenas usinas de energia chamadas mitocôndrias. Elas são as responsáveis por transformar o oxigênio que você respira e os alimentos que come na energia que move seus músculos, que faz seu coração bater, que permite que seus neurônios disparem os pensamentos que estão lendo estas palavras agora.

Mas essas usinas, como todas as máquinas, produzem resíduos. Moléculas instáveis que chamamos de radicais livres escapam do processo de produção de energia como faíscas de uma fogueira.

E essas faíscas, ao longo do tempo, podem causar pequenos incêndios moleculares, danificando as estruturas delicadas da célula.

É aqui que a poesia da biologia se revela em toda sua complexidade. Seu corpo não é passivo diante desses danos. Ele desenvolveu, ao longo de milhões de anos de evolução, um exército de moléculas protetoras. Antioxidantes que apagam as faíscas antes que se tornem incêndios. Sistemas de reparo que consertam os danos antes que se acumulem. Mecanismos de limpeza que removem as células danificadas antes que prejudiquem suas vizinhas.

Existe um processo fascinante chamado autofagia, palavra que significa literalmente "comer a si mesmo". Não é tão sinistro quanto parece. É, na verdade, um dos mecanismos mais elegantes da vida. Quando uma célula percebe que algumas de suas partes estão danificadas ou não funcionam mais adequadamente, ela as digere e recicla seus componentes. É como uma renovação urbana em escala molecular, onde os prédios velhos são demolidos para dar lugar a construções novas e funcionais.

Mas com o tempo, esses sistemas de manutenção começam a perder eficiência. A autofagia se torna mais lenta, os antioxidantes menos eficazes, os mecanismos de reparo mais propensos a erros. Não é falha; é o preço natural de uma vida vivida. Como um carro que, mesmo bem cuidado, eventualmente mostra sinais de desgaste.

Há também as células que decidem parar de se dividir. Elas entram em um estado que chamamos de senescência, uma espécie de aposentadoria celular. Essas células não morrem, mas também não se reproduzem. Ficam ali, ocupando espaço, às vezes liberando substâncias que podem inflamar os tecidos ao redor. É como se fossem funcionários aposentados que continuam aparecendo no escritório, não fazendo muito, mas influenciando o ambiente de trabalho.

Durante muito tempo, pensamos que essas células senescentes eram apenas um problema. Mas a ciência está descobrindo que elas podem ter funções importantes. Algumas ajudam na cicatrização de feridas. Outras podem prevenir que células danificadas se tornem cancerosas. É como se a natureza tivesse encontrado uma forma de transformar um problema em solução.

E então há o microbioma, esse universo de microrganismos que vive dentro de você. Trilhões de bactérias, vírus e fungos que habitam principalmente seu intestino, mas também sua pele, sua boca, seus pulmões. Eles não são invasores; são parceiros. Uma comunidade microscópica que evoluiu junto com você, ajudando na digestão, protegendo contra patógenos, até mesmo influenciando seu humor e seus pensamentos.

Com a idade, essa comunidade muda. Algumas espécies diminuem, outras aumentam. A diversidade, que é sinal de saúde, pode se reduzir. É como se a cidade microscópica dentro de você passasse por transformações demográficas, com consequências que se estendem muito além do intestino.

Mas talvez o mais fascinante de tudo seja a descoberta de que nossos genes não são nosso destino. Existe uma camada de informação acima do DNA, uma espécie de sistema de anotações que determina quais genes são ligados ou desligados em diferentes momentos da vida. Chamamos isso de epigenética, e ela é profundamente influenciada por como vivemos.

O que você come, como se exercita, quanto dorme, como lida com o estresse, até mesmo com quem convive - tudo isso deixa marcas epigenéticas que podem influenciar como seus genes se expressam. É como se você fosse não apenas o leitor da sua história genética, mas também seu editor, capaz de influenciar como a história é contada.

Isso significa que você tem mais poder sobre seu envelhecimento do que imagina. Não poder absoluto - a genética e o acaso ainda desempenham papéis importantes. Mas poder real, tangível, sobre como sua história molecular se desenrola.

Quando você escolhe subir as escadas em vez de pegar o elevador, está enviando sinais para suas células. Quando opta por uma salada em vez de um hambúrguer, está influenciando a expressão dos seus genes. Quando medita por alguns minutos antes de dormir, está alterando a química do seu cérebro de formas que podem ecoar por anos.

Não é sobre perfeição. É sobre consciência. É sobre entender que seu corpo não é uma máquina que simplesmente se desgasta com o uso, mas um sistema vivo, adaptável, capaz de responder às suas escolhas de formas surpreendentes.

Suas células carregam a história das décadas passadas, mas também têm décadas de futuro pela frente. Cada dia é uma oportunidade de influenciar como essa história continua sendo escrita.

O envelhecimento, visto dessa perspectiva, não é uma derrota inevitável, mas uma negociação constante entre você e o tempo.

Uma dança onde você pode não controlar a música, mas certamente pode influenciar os passos.

E a música, você descobrirá, pode ser surpreendentemente bela.

CAPÍTULO 2

Existe um momento sagrado que acontece três vezes por dia, todos os dias da sua vida, e que você talvez nunca tenha considerado verdadeiramente sagrado. É o momento em que você se alimenta. Não apenas o ato mecânico de mastigar e engolir, mas o ritual ancestral de nutrir o corpo que carrega sua alma.

Pense nisso: a cada garfada, você está literalmente incorporando o mundo externo ao seu mundo interno. Aquela maçã que você come deixa de ser maçã e se torna você. Suas moléculas se dispersam pelo seu sangue, alimentam suas células, se tornam parte da sua pele, dos seus músculos, do seu cérebro. Você é, literalmente, feito daquilo que come.

Mas há algo ainda mais profundo acontecendo. Cada alimento carrega consigo uma história. A terra onde cresceu, o sol que o nutriu, a chuva que o regou, as mãos que o colheram. Quando você come, está se conectando com essa cadeia infinita de vida que se estende muito além de você.

Nossos antepassados entendiam isso intuitivamente. Eles sabiam que comer não era apenas sobre saciar a fome, mas sobre honrar a vida que se oferecia para sustentar a vida. Cada refeição era uma cerimônia, cada alimento uma dádiva. Não havia pressa, não havia distração. Havia presença, gratidão, consciência.

Se você for uma pesssoa na cada dos 50 anos, você provavelmente já comeu mais de sessenta mil refeições. Cada uma delas contribuiu para fazer de você quem você é hoje. Algumas o fortaleceram, outras talvez tenham deixado marcas menos benéficas. Mas todas fizeram parte da sua jornada, todas contaram sua história.

E agora, olhando para frente, você tem a oportunidade de escolher conscientemente como quer que essa história continue. Porque a ciência nos ensinou algo extraordinário: o alimento é medicina. Não no sentido de que uma cenoura pode curar um câncer, mas no sentido de que as escolhas alimentares que você faz todos os dias têm o poder de influenciar profundamente como você envelhece.

Dentro de cada fruta, cada vegetal, cada grão, existem moléculas que são verdadeiros guerreiros microscópicos. Os antioxidantes, por exemplo, são como bombeiros moleculares, apagando os pequenos incêndios que os radicais livres tentam iniciar nas suas células. Eles não fazem isso por obrigação; fazem porque é sua natureza, sua função no grande esquema da vida.

Quando você morde um mirtilo, está liberando antocianinas, moléculas que dão a cor azul-arroxeada à fruta e que têm a capacidade de atravessar a barreira que protege seu cérebro, chegando até os neurônios e os protegendo do desgaste do tempo. É como se a natureza tivesse criado pequenos escudos coloridos para proteger sua mente.

O mesmo acontece com o licopeno do tomate, que se concentra na sua próstata e pode ajudar a protegê-la. Ou com os ácidos graxos do salmão, que se incorporam às membranas das suas células cerebrais, mantendo-as flexíveis e funcionais. Cada alimento natural carrega consigo uma farmácia molecular desenvolvida ao longo de milhões de anos de evolução.

Mas talvez a descoberta mais fascinante dos últimos anos seja sobre os trilhões de microrganismos que vivem no seu intestino. Eles não são apenas passageiros; são parceiros ativos na sua saúde. Eles ajudam a digerir alimentos que você não conseguiria digerir sozinho, produzem vitaminas que seu corpo precisa, treinam seu sistema imunológico, até mesmo fabricam neurotransmissores que influenciam seu humor.

E esses parceiros microscópicos são profundamente influenciados pelo que você come. Quando você consome fibras - aquelas partes dos vegetais que seu intestino não consegue digerir - está na verdade alimentando essas bactérias benéficas. Elas fermentam essas fibras e produzem substâncias que reduzem a inflamação, fortalecem a parede intestinal e enviam sinais positivos para o resto do corpo.

É uma relação simbiótica antiga e elegante. Você oferece casa e comida para esses microrganismos, e eles, em troca, cuidam da sua saúde de formas que a ciência está apenas começando a compreender. Quando essa relação está em harmonia, você se sente bem. Quando está desequilibrada, todo o seu organismo ressente.

O açúcar refinado, os alimentos ultraprocessados, os conservantes artificiais - todos esses produtos da modernidade podem perturbar esse equilíbrio delicado. Não porque sejam intrinsecamente malignos, mas porque são estranhos ao sistema que evoluiu ao longo de milhões de anos. É como tentar tocar uma sinfonia de Mozart em um piano desafinado; a música pode até sair, mas não será a mesma coisa.

Existe uma sabedoria profunda nas tradições alimentares que atravessaram séculos. A dieta mediterrânea, com seus azeites dourados, seus peixes prateados, seus vegetais coloridos, não foi criada por nutricionistas em laboratórios. Foi moldada por gerações de pessoas que viveram longas vidas saudáveis, que descobriram intuitivamente quais alimentos faziam bem ao corpo e à alma.

O mesmo vale para a culinária japonesa, com sua reverência pelos ingredientes frescos, suas porções moderadas, sua estética que transforma cada refeição em uma obra de arte. Ou para as tradições culinárias de qualquer cultura que valoriza a longevidade: todas elas compartilham princípios similares. Alimentos naturais, preparados com cuidado, consumidos com consciência.

Mas comer bem não é apenas sobre os alimentos que você escolhe. É também sobre como você come. O ritmo, o ambiente, o estado de espírito. Quando você come com pressa, estressado, distraído, seu corpo não consegue digerir e absorver os nutrientes adequadamente. É como tentar apreciar uma sinfonia em uma sala com acústica ruim; a música está lá, mas você não consegue ouvi-la claramente.

Existe uma prática antiga, presente em muitas tradições espirituais, de comer em silêncio, prestando atenção a cada sabor, cada textura, cada sensação. Não é misticismo; é ciência aplicada. Quando você come conscientemente, seu sistema nervoso entra em um estado que favorece a digestão, a absorção de nutrientes, a sensação de saciedade.

E há algo mais: comer pode ser um ato de amor. Amor por si mesmo, quando você escolhe alimentos que nutrem seu corpo. Amor pelos outros, quando você compartilha uma refeição preparada com carinho. Amor pela Terra, quando você escolhe alimentos produzidos de forma sustentável.

Aos quarenta anos, você já desenvolveu hábitos alimentares que provavelmente carregará por décadas. Alguns desses hábitos servem bem ao seu corpo; outros, talvez não tanto. A boa notícia é que nunca é tarde para fazer ajustes. Seu corpo é surpreendentemente adaptável, capaz de responder positivamente a mudanças mesmo depois de décadas de outros padrões.

Não se trata de revolução, mas de evolução. Pequenas mudanças, mantidas consistentemente, podem ter efeitos profundos ao longo do tempo. Trocar o refrigerante por água com limão. Adicionar uma porção extra de vegetais ao prato. Escolher grãos integrais em vez de refinados. Cada pequena escolha é um voto no futuro que você quer para si mesmo.

E lembre-se: você não está apenas alimentando quem você é hoje, mas também a pessoa que será daqui a vinte, trinta, quarenta anos. Cada refeição é um investimento nesse futuro. Cada garfada, uma oportunidade de nutrir não apenas o corpo, mas também a alma que o habita.

Porque no final das contas, somos feitos não apenas daquilo que comemos, mas de como comemos, por que comemos, com quem comemos. Somos feitos de todas as refeições compartilhadas, de todos os sabores descobertos, de toda a gratidão sentida diante de um prato bem preparado.

A alimentação é uma das formas mais íntimas de cuidar de si mesmo. É um ato de amor próprio que se repete três vezes por dia, todos os dias da sua vida. E quando você come com consciência, com gratidão, com presença, está não apenas nutrindo seu corpo, mas honrando a vida que pulsa dentro de você.

CAPÍTULO 3

Há uma verdade simples que seu corpo conhece, mesmo quando sua mente a esquece: você foi feito para se mover. Cada músculo, cada articulação, cada fibra do seu ser carrega a memória ancestral de corpos que caminharam grandes distâncias, que escalaram montanhas, que dançaram ao redor do fogo sob as estrelas.

Dentro de você, neste momento, existem músculos que não se contraíram há dias, talvez semanas. Articulações que se enrijeceram por falta de uso. Ossos que perderam densidade porque não foram desafiados pela gravidade. Não é culpa sua; é o preço que pagamos por viver em um mundo que tornou o movimento opcional.

Mas seu corpo lembra. Ele lembra de quando você era criança e correr era tão natural quanto respirar. Lembra da sensação de força que vinha depois de uma partida de futebol, do cansaço bom que seguia uma tarde de brincadeiras no parque. Lembra porque foi programado para isso ao longo de milhões de anos de evolução.

Quando você se move, algo mágico acontece. Não apenas nos músculos que se contraem ou nos pulmões que trabalham mais intensamente, mas em cada célula do seu corpo. O movimento é como um interruptor que liga sistemas que estavam em modo de espera, que desperta potenciais adormecidos, que lembra ao seu organismo do que ele é capaz.

Comece pelo coração. Esse músculo extraordinário que bate cerca de cem mil vezes por dia, que bombeia sangue para cada canto do seu corpo sem que você precise pensar nisso. Quando você se exercita, está dando ao seu coração exatamente o que ele precisa: um desafio. Como qualquer músculo, o coração fica mais forte quando é exigido. Cada batida durante o exercício é como uma repetição na academia, fortalecendo as fibras cardíacas, tornando-as mais eficientes.

E o sangue que esse coração fortalecido bombeia carrega consigo muito mais do que oxigênio e nutrientes. Carrega moléculas que são verdadeiros mensageiros da saúde. Quando você se exercita, seu corpo libera uma proteína chamada BDNF, que age como fertilizante para os neurônios do seu cérebro. É como se o movimento físico fosse capaz de regar o jardim da sua mente.

Seus músculos, por sua vez, são muito mais do que simples motores que movem seus ossos. Eles são órgãos endócrinos, capazes de produzir e liberar substâncias que influenciam todo o seu organismo. Quando você contrai um músculo, ele libera pequenas proteínas chamadas miocinas, que viajam pela corrente sanguínea levando mensagens de saúde para outros órgãos.

É uma conversa molecular fascinante. Seus músculos falam com seu fígado, ajudando-o a processar melhor a glicose. Conversam com seu tecido adiposo, incentivando-o a liberar gordura para ser usada como energia. Enviam sinais para seus ossos, estimulando-os a se fortalecer. Até mesmo se comunicam com seu cérebro, influenciando seu humor e sua capacidade de concentração.

Mas talvez o mais impressionante seja o que acontece dentro das suas células musculares quando você se exercita. As mitocôndrias - aquelas pequenas usinas de energia que mencionamos antes - começam a se multiplicar. É como se o exercício fosse um sinal para que a célula construa mais fábricas de energia, preparando-se para demandas futuras.

E essas mitocôndrias novas não são apenas mais numerosas; são mais eficientes. Elas produzem mais energia com menos desperdício, menos radicais livres, menos "fumaça" molecular. É como trocar um motor velho e barulhento por um novo, silencioso e potente.

O exercício também desperta um processo fascinante chamado autofagia - aquela limpeza celular que mencionamos antes. Quando você se exercita, está essencialmente dizendo às suas células: "Limpem a casa, removam o que não serve mais, façam espaço para o novo." É uma renovação que acontece no nível mais fundamental da vida.

Seus ossos, que podem parecer estruturas inertes, são na verdade tecidos vivos, em constante remodelação. Quando você caminha, corre, levanta peso, está aplicando forças que estimulam os ossos a se fortalecer. É a lei de Wolff em ação: o osso se adapta às demandas que são colocadas sobre ele. Use-o ou perca-o, como dizem os americanos.

E então há o cérebro. Ah, o cérebro. Durante muito tempo, pensamos que o exercício era bom para o corpo, mas que o cérebro era uma entidade separada, imune aos benefícios do movimento. Como estávamos enganados.

Quando você se exercita, o fluxo sanguíneo para o cérebro aumenta, levando mais oxigênio e nutrientes para os neurônios. Novas conexões se formam entre as células cerebrais. Áreas responsáveis pela memória e aprendizado literalmente crescem. É como se o exercício fosse um tônico para a mente, mantendo-a jovem e ágil mesmo quando o corpo envelhece.

Existe uma região do cérebro chamada hipocampo, crucial para a formação de novas memórias. Estudos mostram que pessoas que se exercitam regularmente têm hipocampos maiores e mais ativos. É como se o movimento físico fosse capaz de expandir a capacidade de armazenamento da mente.

Mas o exercício não beneficia apenas a cognição; ele também é um dos antidepressivos mais poderosos que conhecemos. Quando você se move, seu corpo libera endorfinas - aquelas moléculas que são frequentemente chamadas de "hormônios da felicidade". Mas não são apenas as endorfinas. O exercício também aumenta os níveis de serotonina e dopamina, neurotransmissores que regulam o humor e a motivação.

É por isso que uma caminhada pode clarear a mente de uma forma que nenhum remédio consegue. É por isso que você se sente melhor depois de uma corrida, mesmo quando começou se sentindo cansado. Seu corpo sabe que o movimento é medicina, mesmo quando sua mente resiste.

E há algo mais: o exercício é uma das poucas atividades que pode literalmente retardar o envelhecimento ao nível celular. Lembra dos telômeros, aqueles "cadarços" dos cromossomos que encurtam com a idade? Pessoas que se exercitam regularmente têm telômeros mais longos do que pessoas sedentárias da mesma idade. É como se o movimento fosse capaz de desacelerar o relógio biológico.

Mas talvez o benefício mais profundo do exercício seja algo que não pode ser medido em laboratório: a sensação de estar vivo no próprio corpo. Quando você se move, quando sente os músculos trabalhando, o coração acelerando, a respiração se aprofundando, você está experimentando a vida em sua forma mais pura.

Aos sessenta anos, você pode sentir que seu corpo não é mais o mesmo de quando tinha vinte. E está certo; não é. Mas isso não significa que seja pior. Significa que é diferente, que carrega a sabedoria de seis décadas de experiência. E essa sabedoria pode ser aplicada ao movimento de formas que você nem imaginava quando era mais jovem.

Você não precisa mais correr para impressionar ninguém. Pode correr pelo puro prazer de sentir o vento no rosto. Não precisa levantar peso para mostrar força. Pode levantar peso para se sentir forte. Não precisa se exercitar para ter o corpo perfeito. Pode se exercitar para ter o corpo saudável, funcional, capaz de carregar você através das décadas que estão por vir.

O movimento pode ser meditação. Pode ser terapia. Pode ser celebração. Pode ser todas essas coisas ao mesmo tempo. Quando você encontra uma forma de exercício que ama - seja caminhar na natureza, nadar, dançar, praticar artes marciais - você não está apenas cuidando do corpo. Está nutrindo a alma.

E lembre-se: você não está competindo com ninguém além de quem você era ontem. Cada passo é uma vitória. Cada movimento é um ato de amor próprio. Cada gota de suor é um investimento no futuro que você quer para si mesmo.

Seu corpo foi feito para se mover. Ele está esperando que você se lembre disso.

CAPÍTULO 4

Existe uma descoberta científica que mudou para sempre nossa compreensão sobre o que significa envelhecer: seu cérebro nunca para de mudar. Até bem pouco tempo, acreditávamos que nascíamos com um número fixo de neurônios e que, a partir dos vinte anos, era só ladeira abaixo. Cada célula cerebral perdida era uma pequena morte, cada esquecimento um sinal de declínio inevitável.

Como estávamos enganados.

Seu cérebro, neste exato momento, está se remodelando. Novas conexões estão se formando entre neurônios. Caminhos neurais que você não usa estão sendo podados, como um jardineiro que remove galhos secos para que a árvore cresça mais forte. E em algumas regiões especiais do cérebro, novos neurônios estão literalmente nascendo, mesmo agora.

É uma revolução silenciosa que acontece dentro do seu crânio a cada segundo. Seu cérebro não é uma máquina que se desgasta com o uso, mas um jardim que floresce quando é cultivado. E você, sem saber, é o jardineiro.

Pense na última vez que aprendeu algo completamente novo. Talvez uma língua estrangeira, um instrumento musical, uma habilidade no trabalho. Lembra da sensação inicial de confusão, de como tudo parecia impossível? E depois, gradualmente, como as coisas começaram a fazer sentido? Isso que você sentiu foi seu cérebro literalmente se reconstruindo.

Cada vez que você tenta pronunciar uma palavra em francês, neurônios específicos disparam juntos. E como diz o ditado da neurociência: "neurônios que disparam juntos, se conectam juntos." Essas conexões se fortalecem com a repetição, formando autoestradas neurais que tornam a tarefa cada vez mais fácil.

É por isso que, depois de algumas semanas praticando piano, seus dedos começam a encontrar as teclas quase sozinhos. Não é magia; é neuroplasticidade. Seu cérebro criou novos circuitos, novas redes, novos caminhos para processar e executar essa habilidade.

E o mais fascinante é que essa capacidade não diminui com a idade da forma que pensávamos. Um cérebro de cinquenta anos pode aprender com a mesma eficiência de um cérebro de vinte. Talvez de forma diferente - com mais estratégia, mais contexto, mais sabedoria - mas com a mesma capacidade fundamental de mudança.

Na verdade, há evidências de que cérebros mais maduros têm algumas vantagens. Eles são melhores em ver o quadro geral, em conectar informações aparentemente não relacionadas, em usar a experiência acumulada para resolver problemas de formas criativas. É como se a idade trouxesse não apenas conhecimento, mas sabedoria sobre como usar esse conhecimento.

Mas a neuroplasticidade não acontece automaticamente. Ela precisa ser estimulada, cultivada, nutrida. E uma das formas mais poderosas de fazer isso é através do desafio cognitivo. Quando você força seu cérebro a trabalhar de formas novas, está essencialmente dizendo a ele: "Cresça. Adapte-se. Torne-se mais do que era."

Isso pode ser tão simples quanto pegar um caminho diferente para o trabalho, forçando seu cérebro a criar novos mapas mentais. Ou tão complexo quanto aprender xadrez, desafiando suas capacidades de planejamento e estratégia. O importante não é o que você escolhe aprender, mas o fato de escolher aprender.

Existe uma região do cérebro chamada córtex pré-frontal, responsável pelas funções executivas - planejamento, tomada de decisões, controle de impulsos. É como o CEO do seu cérebro, coordenando todas as outras regiões. E essa região é particularmente sensível ao exercício mental. Quanto mais você a usa, mais forte ela fica.

Mas o cérebro não é apenas sobre cognição. Ele é também o centro das suas emoções, dos seus relacionamentos, da sua capacidade de se conectar com outros seres humanos. E essas conexões sociais são tão importantes para a saúde cerebral quanto qualquer exercício mental.

Quando você conversa com um amigo, quando ri de uma piada, quando compartilha uma memória, seu cérebro está trabalhando intensamente. Está processando linguagem, interpretando expressões faciais, acessando memórias, regulando emoções. É um treino completo para a mente, disfarçado de prazer social.

Pessoas que mantêm relacionamentos sociais ricos e significativos têm menor risco de desenvolver demência. Não é apenas correlação; há uma relação causal real. O isolamento social é tóxico para o cérebro da mesma forma que o sedentarismo é tóxico para o corpo.

E então há a criatividade. Ah, a criatividade. Durante muito tempo, pensamos que ela era privilégio dos jovens, que a idade trazia rigidez mental, incapacidade de pensar fora da caixa. Mais uma vez, estávamos enganados.

A criatividade madura tem qualidades únicas. Ela é menos impulsiva, mais refinada. Menos preocupada em impressionar, mais focada em expressar. Muitos artistas, escritores, cientistas produziram suas obras mais importantes depois dos quarenta, cinquenta, sessenta anos. Não apesar da idade, mas por causa dela.

Porque a criatividade não é apenas sobre ter ideias novas; é sobre conectar ideias de formas novas. E quanto mais experiência você tem, mais conexões pode fazer. Seu cérebro tem décadas de experiências para combinar e recombinar de formas criativas.

Mas talvez a descoberta mais revolucionária sobre o cérebro seja sua capacidade de se curar. Durante muito tempo, acreditamos que danos cerebrais eram permanentes, que neurônios mortos não podiam ser substituídos. Hoje sabemos que o cérebro tem uma capacidade impressionante de reorganização e recuperação.

Quando uma área do cérebro é danificada, outras áreas podem assumir suas funções. É como se o cérebro fosse uma orquestra onde, se um músico se machuca, outros podem aprender a tocar seu instrumento. Não é perfeito, mas é possível. E quanto mais você exercita o cérebro, maior essa capacidade de adaptação.

Isso não significa que você deve ignorar problemas de saúde cerebral ou que pode curar qualquer condição apenas com força de vontade. Significa que seu cérebro é mais resiliente do que você imagina, mais capaz de mudança e recuperação do que pensávamos possível.

E há algo mais: seu cérebro está intimamente conectado com o resto do seu corpo. O que é bom para o coração é bom para o cérebro. O que fortalece os músculos fortalece a mente. O que nutre o corpo nutre a cognição.

O exercício físico, como vimos, é um dos melhores remédios para o cérebro. Mas também a alimentação, o sono, a gestão do estresse. Tudo está conectado. Você não pode cuidar da mente ignorando o corpo, nem cuidar do corpo ignorando a mente.

Aos quarenta anos, você tem uma oportunidade única. Seu cérebro ainda tem décadas de plasticidade pela frente, mas também tem a sabedoria e a experiência para usar essa plasticidade de forma inteligente. Você pode escolher conscientemente como quer que sua mente evolua.

Quer ser mais criativo? Comece um projeto artístico. Quer melhorar a memória? Aprenda uma nova língua. Quer ser mais sábio? Leia filosofia, medite, reflita sobre suas experiências. Quer ser mais conectado? Cultive relacionamentos profundos e significativos.

Seu cérebro está esperando. Ele está pronto para crescer, para mudar, para se tornar mais do que é hoje. Tudo o que ele precisa é que você lhe dê a oportunidade.

Porque no final das contas, você não é apenas o usuário do seu cérebro. Você é seu arquiteto, seu jardineiro, seu escultor. E a obra que você está criando - essa mente única que é sua - pode ser sua maior obra-prima.

CAPÍTULO 5

Há um visitante que chega à sua vida sem ser convidado, que se instala em seus ombros como um casaco pesado que você esquece de tirar. Ele sussurra em seu ouvido durante reuniões importantes, aperta seu peito no trânsito, acelera seu coração quando você deveria estar dormindo. Seu nome é estresse, e ele é, paradoxalmente, tanto seu protetor quanto seu algoz.

O estresse nasceu com você. Na verdade, nasceu muito antes de você, há milhões de anos, quando seus ancestrais precisavam decidir em frações de segundo se aquele barulho na floresta era o vento ou um predador. Naqueles momentos, o estresse era literalmente a diferença entre a vida e a morte.

Quando o perigo se aproximava, o corpo dos seus antepassados se transformava instantaneamente em uma máquina de sobrevivência. O coração disparava, bombeando sangue para os músculos. A respiração se acelerava, oxigenando o sangue. O fígado liberava glicose, fornecendo energia imediata. Os sentidos se aguçavam. A mente se focalizava. Em segundos, eles estavam prontos para lutar ou fugir.

E depois, quando o perigo passava, tudo voltava ao normal. O coração desacelerava, a respiração se acalmava, os músculos relaxavam. O estresse havia cumprido seu papel e se retirava, deixando o corpo se recuperar e se preparar para o próximo desafio.

Esse sistema ainda existe dentro de você, intacto, funcionando exatamente como funcionava há milhares de anos. O problema é que o mundo mudou, mas seu corpo não. Hoje, o "predador" pode ser um e-mail do chefe, uma conta em atraso, uma discussão no trânsito. Situações que não ameaçam sua vida física, mas que seu corpo interpreta como se ameaçassem.

E assim, você vive em um estado de alerta constante. Seu coração bate um pouco mais rápido do que deveria. Seus músculos permanecem ligeiramente tensos. Seu sistema imunológico fica confuso, não sabendo se deve se preparar para uma ferida física ou para uma ameaça emocional. É como se você fosse um soldado que nunca sai do campo de batalha.

O cortisol, o hormônio do estresse, circula pelo seu sangue como um general que nunca desmobiliza suas tropas. Em pequenas doses, ele é benéfico - ajuda você a acordar de manhã, a se concentrar em tarefas importantes, a responder a desafios. Mas em doses constantes, ele se torna tóxico.

Imagine que seu corpo é uma casa e o cortisol é um sistema de alarme. Quando há um ladrão tentando entrar, você quer que o alarme toque. Mas se o alarme nunca desliga, se ele toca dia e noite por meses a fio, ele deixa de ser proteção e se torna tortura. É isso que o estresse crônico faz com você.

Ele corrói sua memória, dificultando a formação de novas lembranças e o acesso às antigas. Ele suprime seu sistema imunológico, deixando você mais vulnerável a infecções e doenças. Ele acelera o envelhecimento das suas células, encurtando aqueles telômeros que mencionamos antes. Ele inflama seus vasos sanguíneos, aumentando o risco de problemas cardíacos.

Mas talvez o mais cruel seja como o estresse crônico afeta sua capacidade de sentir prazer. Ele embota suas emoções positivas, tornando mais difícil apreciar um pôr do sol, saborear uma refeição, desfrutar da companhia de pessoas queridas. É como se ele colocasse um filtro cinza sobre a vida, drenando as cores do mundo.

E no entanto, você pode não perceber que está estressado. O estresse crônico é insidioso; ele se instala gradualmente, como a água que sobe devagar durante uma enchente. Você se adapta, normaliza, aceita como parte da vida adulta. "É assim mesmo", você pensa. "Todo mundo vive assim."

Mas não precisa ser assim.

A primeira revelação é entender que você tem mais controle sobre o estresse do que imagina. Não controle sobre as situações estressantes - essas vão continuar aparecendo, porque fazem parte da vida. Mas controle sobre como você responde a elas, como as interpreta, como permite que elas afetem seu corpo e sua mente.

Existe uma diferença fundamental entre o que acontece com você e como você reage ao que acontece com você. O trânsito é o mesmo para todos, mas algumas pessoas chegam ao destino furiosas e outras chegam calmas. A diferença não está no trânsito; está na resposta ao trânsito.

Você pode aprender a reconhecer os primeiros sinais do estresse no seu corpo. A tensão nos ombros, a respiração mais superficial, a mandíbula cerrada. E quando reconhece esses sinais, pode intervir antes que o estresse se instale completamente.

A respiração é uma das ferramentas mais poderosas que você tem. Quando você respira profunda e lentamente, está enviando uma mensagem direta para seu sistema nervoso: "Está tudo bem. Não há perigo real. Pode relaxar." É como se você fosse o comandante falando diretamente com as tropas, ordenando que baixem as armas.

Existe uma técnica simples que pode transformar sua relação com o estresse: quando sentir a tensão subindo, pare por um momento e respire profundamente três vezes. Inspire contando até quatro, segure por quatro, expire contando até seis. É só isso. Três respirações conscientes podem interromper a cascata de estresse antes que ela se torne uma avalanche.

Mas talvez a ferramenta mais poderosa contra o estresse seja a perspectiva. A capacidade de dar um passo atrás e ver a situação de um ângulo mais amplo. Aquele e-mail urgente do chefe vai importar daqui a cinco anos? Aquela discussão no trânsito vale a pena carregar no corpo pelo resto do dia?

Não se trata de minimizar problemas reais ou de fingir que tudo está bem quando não está. Trata-se de desenvolver a sabedoria para distinguir entre o que merece sua energia emocional e o que não merece. Entre o que você pode controlar e o que está além do seu controle.

Há uma oração antiga que diz: "Deus, concede-me serenidade

para aceitar as coisas que não posso mudar, coragem para mudar as que posso, e sabedoria para distinguir umas das outras." Não precisa ser religioso para reconhecer a profundidade dessa sabedoria. É um mapa para navegar pelo estresse da vida moderna.

O exercício físico é outro antídoto poderoso contra o estresse. Quando você se move, está literalmente metabolizando os hormônios do estresse, queimando-os como combustível. É como se o exercício fosse uma forma de completar o ciclo que o estresse iniciou - preparar o corpo para a ação e depois usar essa preparação.

E há o sono. Ah, o sono. Quando você dorme bem, seu corpo tem a chance de se recuperar do estresse do dia, de processar as emoções, de restaurar o equilíbrio. Mas quando o estresse interfere no sono, você entra em um ciclo vicioso: o estresse prejudica o sono, e a falta de sono aumenta o estresse.

As conexões sociais também são fundamentais. Quando você compartilha suas preocupações com alguém de confiança, quando ri com um amigo, quando se sente apoiado e compreendido, seu corpo libera hormônios que contrabalançam o cortisol. É como se o amor fosse o antídoto natural para o estresse.

Aos 55, você provavelmente já acumulou algumas décadas de estresse. Pode sentir que ele faz parte de quem você é, que não há como escapar dele. Mas a verdade é que nunca é tarde para mudar sua relação com o estresse. Nunca é tarde para aprender novas formas de responder aos desafios da vida.

O estresse não vai desaparecer da sua vida. Ele é parte da condição humana, parte do preço que pagamos por nos importarmos com coisas, por termos responsabilidades, por amarmos pessoas. Mas você pode aprender a dançar com ele em vez de lutar contra ele.

Pode aprender a ver o estresse não como inimigo, mas como informação. Quando você se sente estressado, seu corpo está tentando lhe dizer algo. Talvez que você precisa de uma pausa. Talvez que algo em sua vida precisa mudar. Talvez que você está se cobrando demais, esperando demais de si mesmo.

Escute essa informação. Honre-a. Use-a para fazer ajustes na sua vida, para estabelecer limites mais saudáveis, para priorizar o que realmente importa. O estresse pode ser um professor severo, mas é um professor. E as lições que ele ensina podem torná-lo mais sábio, mais resiliente, mais humano.

Porque no final das contas, a vida sem estresse não seria vida. Seria existência. O estresse é sinal de que você está vivo, de que se importa, de que está engajado com o mundo. A questão não é eliminá-lo, mas aprender a carregá-lo com graça.

CAPÍTULO 6

Existe um momento sagrado que acontece todos os dias, quando o sol se põe e as sombras se alongam, quando o mundo diminui o ritmo e convida você a fazer o mesmo. É o momento em que você se prepara para entregar seu corpo e sua mente ao mistério do sono.

Durante um terço da sua vida, você desaparece. Não metaforicamente, mas literalmente. Sua consciência se dissolve, seus sentidos se desligam, seu corpo se entrega a um estado que é quase morte, mas que é, na verdade, a forma mais profunda de vida. Você dorme, e ao dormir, se renova.

O sono é um dos grandes mistérios da existência humana. Por que evoluímos para passar oito horas por dia completamente vulneráveis, inconscientes, incapazes de nos defender ou procurar alimento? Deve haver uma razão muito poderosa para que a natureza tenha preservado esse estado aparentemente perigoso ao longo de milhões de anos de evolução.

E há. O sono não é tempo perdido; é tempo investido. Enquanto você dorme, seu corpo trabalha mais intensamente do que em muitos momentos de vigília. É durante o sono que seus músculos se reparam, que seus ossos se fortalecem, que seu sistema imunológico se recarrega. É quando seu cérebro faz a limpeza das toxinas acumuladas durante o dia, quando processa as memórias, quando consolida o aprendizado.

Imagine seu cérebro como uma biblioteca gigantesca. Durante o dia, você está constantemente adicionando novos livros às prateleiras - novas experiências, novas informações, novas memórias. Mas você os coloca onde há espaço, sem muito critério. À noite, enquanto você dorme, os bibliotecários noturnos entram em ação. Eles organizam os livros, colocam os importantes nas prateleiras principais, arquivam os menos relevantes, descartam o que não serve mais.

É por isso que você às vezes acorda com a solução para um problema que o atormentava no dia anterior. Não é magia; é o trabalho noturno do seu cérebro, conectando informações de formas novas, encontrando padrões que a mente consciente não conseguiu ver.

Durante o sono, seu cérebro também se banha em um líquido especial que lava as toxinas acumuladas durante o dia. É como se houvesse um sistema de limpeza que só funciona quando você está dormindo, removendo os resíduos metabólicos que poderiam, se acumulados, prejudicar o funcionamento dos neurônios.

Uma dessas toxinas é uma proteína chamada beta-amiloide, que se acumula no cérebro de pessoas com Alzheimer. Quando você dorme bem, essa proteína é eficientemente removida. Quando não dorme, ela se acumula, como lixo que não foi coletado. É uma das razões pelas quais a privação crônica de sono está associada a maior risco de demência.

Mas o sono não é apenas sobre limpeza e organização. É também sobre criação. Durante certas fases do sono, especialmente durante os sonhos, seu cérebro faz conexões inusitadas, combina ideias de formas criativas, explora possibilidades que a mente racional rejeitaria. Muitas descobertas científicas e criações artísticas nasceram de sonhos ou de momentos de transição entre o sono e a vigília.

Kekulé descobriu a estrutura do benzeno em um sonho. Mendeleev viu a tabela periódica completa durante o sono. Paul McCartney compôs "Yesterday" em um sonho. Não é coincidência; é o poder criativo da mente adormecida, livre das limitações da lógica consciente.

E então há os hormônios. Durante o sono profundo, seu corpo libera hormônio do crescimento, essencial não apenas para crianças, mas também para adultos. Esse hormônio ajuda na reparação dos tecidos, no fortalecimento dos ossos, na manutenção da massa muscular. É como se o sono fosse uma fonte da juventude que você carrega dentro de si.

A melatonina, o hormônio que induz o sono, é também um poderoso antioxidante. Ela protege suas células dos danos causados pelos radicais livres, contribuindo para retardar o envelhecimento. É produzida naturalmente pelo seu corpo quando escurece, um sinal ancestral de que é hora de descansar.

Mas o mundo moderno conspira contra seu sono. As luzes artificiais confundem seu relógio biológico, fazendo seu cérebro pensar que ainda é dia quando já deveria estar se preparando para a noite. As telas dos dispositivos eletrônicos emitem uma luz azul que suprime a produção de melatonina, mantendo você artificialmente alerta quando deveria estar relaxando.

O estresse, esse companheiro constante da vida moderna, também interfere no sono. Quando sua mente está acelerada, preocupada com os problemas do dia ou ansiosa com os desafios de amanhã, é difícil se entregar ao relaxamento necessário para um sono reparador.

E então há a cafeína, essa droga socialmente aceita que muitos de nós usamos para compensar a falta de sono, criando um ciclo vicioso. Você dorme mal, então toma café para se manter alerta. A cafeína permanece no seu sistema por horas, interferindo no sono da noite seguinte. Você dorme mal novamente, precisa de mais café, e assim por diante.

Você pode ter notado que seu sono mudou. Talvez você acorde mais durante a noite, ou tenha dificuldade para adormecer, ou se sinta menos descansado mesmo depois de uma noite completa de sono. Isso é normal; o sono muda com a idade, assim como tudo mais no corpo.

Mas isso não significa que você deve aceitar um sono de má qualidade como inevitável. Há muito que você pode fazer para melhorar seu sono, para transformar suas noites em verdadeiros santuários de restauração.

Comece criando um ritual de transição entre o dia e a noite. Assim como você não esperaria que um carro passasse instantaneamente de 100 km/h para zero, não pode esperar que sua mente passe instantaneamente do modo ativo para o modo de descanso. Precisa de uma desaceleração gradual.

Isso pode ser tão simples quanto diminuir as luzes da casa uma hora antes de dormir, desligar os dispositivos eletrônicos, tomar um banho morno, ler algumas páginas de um livro. O importante é criar uma sequência de ações que sinalize para seu corpo que é hora de se preparar para o sono.

Seu quarto deve ser um santuário dedicado ao descanso. Fresco, escuro, silencioso. Livre de distrações, de trabalho, de preocupações. Quando você entra no quarto, deve sentir que está entrando em um espaço sagrado, dedicado exclusivamente ao sono e ao amor.

A temperatura é importante. Seu corpo precisa esfriar ligeiramente para adormecer, então um quarto muito quente pode interferir no sono. A escuridão também é crucial; mesmo pequenas fontes de luz podem suprimir a produção de melatonina.

E há a questão da regularidade. Seu corpo tem um relógio interno que funciona melhor quando mantém horários consistentes. Dormir e acordar aproximadamente no mesmo horário todos os dias, mesmo nos fins de semana, ajuda a sincronizar esse relógio, tornando mais fácil adormecer e acordar naturalmente.

O exercício pode melhorar dramaticamente a qualidade do sono, mas o timing é importante. Exercitar-se muito perto da hora de dormir pode ser estimulante demais. O ideal é terminar qualquer atividade física intensa pelo menos três horas antes de se deitar.

A alimentação também afeta o sono. Uma refeição pesada antes de dormir pode causar desconforto e interferir no descanso. Mas ir para a cama com fome também não é ideal. Um lanche leve, talvez algo com triptofano (como leite morno ou uma banana), pode ajudar a induzir o sono.

E se você acordar no meio da noite? Não fique na cama se debatendo. Levante-se, vá para outro cômodo, faça uma atividade calma até sentir sono novamente. Ficar na cama acordado pode criar uma associação negativa entre a cama e a insônia.

Mas talvez a coisa mais importante que você pode fazer pelo seu sono é mudar sua atitude em relação a ele. Em uma cultura que glorifica a privação de sono, que vê dormir como preguiça ou perda de tempo, é revolucionário reconhecer o sono como o que ele realmente é: um investimento na sua saúde, na sua criatividade, na sua longevidade.

Quando você dorme bem, você não está apenas descansando. Está se curando, se renovando, se preparando para ser a melhor versão de si mesmo no dia seguinte. Está honrando a sabedoria ancestral do seu corpo, que sabe que o descanso é tão importante quanto a atividade.

O sono é um ato de fé. Todas as noites, você se entrega ao desconhecido, confia que seu corpo sabe o que fazer, que você acordará renovado e pronto para enfrentar um novo dia. É uma das formas mais profundas de autocuidado, uma maneira de dizer ao seu corpo: "Eu confio em você. Eu me importo com você. Você merece descanso."

E quando você acorda depois de uma noite de sono verdadeiramente reparador, quando se sente descansado e alerta, quando sua mente está clara e seu corpo energizado, você entende por que o sono é chamado de primo da morte. Porque, como a morte, ele é uma forma de renascimento. Você vai dormir sendo uma pessoa e acorda sendo uma versão renovada dessa pessoa.

O sono é seu direito de nascença, seu santuário noturno, seu laboratório de sonhos. Proteja-o, honre-o, cultive-o. Porque no final das contas, a qualidade dos seus dias depende profundamente da qualidade das suas noites.

CAPÍTULO 7

As Máquinas que Nos Conhecem

Há algo profundamente humano na nossa relação com as máquinas. Desde que o primeiro homem pegou uma pedra e a usou como ferramenta, temos estendido nossas capacidades através de objetos inanimados que se tornam extensões de nós mesmos. Hoje, você carrega no bolso um dispositivo mais poderoso que os computadores que levaram o homem à lua. E esse dispositivo conhece você melhor do que muitos dos seus amigos.

Ele sabe onde você vai antes mesmo de você decidir. Conhece seus hábitos de sono, seus padrões de movimento, suas preferências musicais. Registra cada batimento do seu coração, cada passo que você dá, cada palavra que você digita. É como ter um observador silencioso que nunca pisca, nunca esquece, nunca julga.

Esta é a era da medicina personalizada, onde algoritmos analisam seus dados genéticos e sugerem tratamentos específicos para seu perfil biológico único. Onde sensores minúsculos podem detectar doenças antes mesmo que você sinta sintomas. Onde a inteligência artificial pode prever com precisão assustadora quais condições você pode desenvolver nas próximas décadas.

É fascinante e aterrorizante ao mesmo tempo.

Imagine por um momento que você pudesse viajar no tempo

e mostrar para seu avô um relógio que monitora seu coração, conta seus passos, analisa seu sono e ainda recebe mensagens do outro lado do mundo. Ele provavelmente pensaria que você está mostrando magia. E talvez esteja.

A tecnologia médica avança em velocidade exponencial. Hoje, cientistas podem editar genes com a precisão de um editor de texto, cortando e colando sequências de DNA como se fossem palavras em uma frase. Podem criar órgãos em laboratório, cultivando tecidos a partir das suas próprias células. Podem imprimir próteses em impressoras 3D, personalizadas para o seu corpo específico.

Nanorrobôs - máquinas menores que vírus - já navegam pelas veias de pacientes em testes clínicos, carregando medicamentos diretamente para células cancerosas, poupando o resto do corpo dos efeitos colaterais da quimioterapia. É como ter soldados microscópicos lutando batalhas dentro de você, tão pequenos que você nem sente sua presença.

E então há a inteligência artificial. Sistemas que podem analisar milhões de imagens médicas em segundos, detectando padrões que escapariam ao olho humano mais treinado. Algoritmos que podem prever surtos de doenças analisando padrões de busca na internet, ou que podem diagnosticar depressão pela forma como você digita no seu telefone.

É uma revolução silenciosa que está acontecendo agora, enquanto você lê estas palavras. Laboratórios ao redor do mundo trabalham em terapias que podem reverter o envelhecimento ao nível celular, que podem regenerar órgãos danificados, que podem estender a vida humana de formas que nossos antepassados considerariam impossíveis.

Mas com todo esse poder vem uma responsabilidade imensa. Quem terá acesso a essas tecnologias? Apenas os ricos? Apenas os que vivem em países desenvolvidos? E o que acontece quando as máquinas conhecem você melhor do que você mesmo se conhece? Quando algoritmos podem prever seu comportamento com mais precisão do que você pode?

Há algo profundamente perturbador na ideia de que uma máquina possa saber que você vai desenvolver Alzheimer antes mesmo de você esquecer onde colocou as chaves. Ou que possa prever um ataque cardíaco semanas antes de acontecer. É conhecimento demais? É responsabilidade demais?

E então há a questão da privacidade. Cada dado que você gera - cada batimento cardíaco registrado, cada passo contado, cada gene sequenciado - é uma janela para sua alma biológica. Quem tem acesso a essa janela? Quem decide como essa informação é usada?

Imagine que sua seguradora de saúde tenha acesso aos seus dados genéticos e descubra que você tem predisposição para uma doença cara de tratar. Ou que seu empregador possa ver que você tem risco elevado de depressão. Ou que o governo possa usar seus dados de movimento para rastrear cada lugar que você visita.

São questões que não têm respostas fáceis. Vivemos em uma época de transição, onde a tecnologia avança mais rápido que nossa capacidade de compreender suas implicações éticas e sociais. Somos como crianças brincando com ferramentas de adulto, fascinados pelo poder que temos nas mãos, mas nem sempre conscientes das consequências.

Mas há também uma beleza profunda nessa revolução tecnológica. Pela primeira vez na história humana, temos a possibilidade real de eliminar doenças que atormentaram nossa espécie por milênios. Podemos dar visão aos cegos, audição aos surdos, movimento aos paralisados. Podemos estender não apenas a duração da vida, mas sua qualidade.

Você está vivendo em um momento único da história. Você pode ser uma das últimas gerações a envelhecer da forma "tradicional", ou uma das primeiras a se beneficiar de tecnologias que podem transformar radicalmente o que significa ser humano.

Já existem pessoas que substituíram partes do corpo por versões mecânicas superiores. Atletas paralímpicos que correm mais rápido com próteses do que atletas olímpicos com pernas biológicas. Pessoas cegas que "veem" através de câmeras conectadas diretamente ao cérebro. A linha entre humano e máquina está se tornando cada vez mais tênue.

E isso não é necessariamente ruim. Sempre fomos uma espécie que se define pela capacidade de usar ferramentas, de estender nossas limitações biológicas através da tecnologia. A diferença é que agora as ferramentas não estão apenas nas nossas mãos; estão dentro de nós, fazendo parte de nós.

Mas no meio de toda essa revolução tecnológica, é importante não perder de vista o que nos torna fundamentalmente humanos. A capacidade de amar, de criar, de se conectar com outros seres humanos. A capacidade de encontrar significado na vida, de se emocionar com um pôr do sol, de se comover com uma música.

Nenhuma máquina, por mais sofisticada que seja, pode replicar a experiência subjetiva de ser você. Pode monitorar seus sinais vitais, analisar seus genes, prever seu comportamento, mas não pode sentir o que você sente quando abraça alguém que ama. Não pode experimentar a satisfação de resolver um problema difícil ou a melancolia de uma tarde de chuva.

A tecnologia deve ser nossa serva, não nossa senhora. Deve amplificar nossa humanidade, não substituí-la. E isso requer sabedoria, discernimento, a capacidade de escolher conscientemente como queremos que ela faça parte das nossas vidas.

Você pode usar a tecnologia para se conhecer melhor, para cuidar melhor da sua saúde, para se conectar mais profundamente com as pessoas que ama. Ou pode permitir que ela o distraia, o isole, o transforme em um conjunto de dados a serem analisados.

A escolha é sua. E é uma escolha que você fará todos os dias, com cada aplicativo que baixa, cada dispositivo que compra, cada dado que compartilha. É uma escolha sobre que tipo de futuro você quer ajudar a criar.

Porque no final das contas, a tecnologia não é neutra. Ela é moldada pelas escolhas que fazemos, pelos valores que priorizamos, pela visão de futuro que carregamos. E se queremos um futuro onde a tecnologia serve à humanidade, onde ela nos ajuda a viver vidas mais longas, mais saudáveis e mais significativas, precisamos participar ativamente da sua criação.

O futuro não é algo que acontece conosco; é algo que criamos juntos. E você, com sua experiência , sua sabedoria acumulada, sua perspectiva única, tem um papel importante nessa criação.

CAPÍTULO 8

Dentro de você, neste exato momento, está acontecendo uma sinfonia química de complexidade inimaginável. Dezenas de hormônios circulam pelo seu sangue como mensageiros moleculares, carregando instruções precisas para trilhões de células. É uma orquestra onde cada instrumento tem seu papel, onde cada nota contribui para a harmonia do conjunto, onde o maestro é um sistema de feedback tão sofisticado que faz os computadores mais avançados parecerem calculadoras simples.

Você não pensa nessa orquestra, assim como não pensa em respirar ou fazer o coração bater. Ela simplesmente acontece, silenciosa e constante, mantendo você vivo, alerta, funcionando. Mas você pode começar a notar que a música mudou. Alguns instrumentos tocam mais baixo, outros desafinam ocasionalmente. A sinfonia continua bela, mas é diferente da que tocava quando você tinha vinte anos.

O hormônio do crescimento, por exemplo, era o primeiro violino da sua juventude. Ele orquestrava o crescimento dos seus ossos, a reparação dos seus músculos, a renovação das suas células. Agora, ele toca mais suavemente, como um músico veterano que conserva energia para os momentos mais importantes. Seus níveis diminuíram gradualmente ao longo dos anos, e com eles, sua capacidade de se recuperar rapidamente de exercícios intensos ou de noites mal dormidas.

Mas isso não é necessariamente uma tragédia. É evolução. Seu corpo está se adaptando a uma fase diferente da vida, onde a sabedoria importa mais que a força bruta, onde a experiência compensa a diminuição da energia física. É como uma orquestra que muda de uma sinfonia energética para uma peça mais contemplativa - diferente, mas não menos bela.

A testosterona, esse hormônio que define tanto da experiência masculina, também está mudando sua melodia. Ela atinge seu pico na adolescência e início dos vinte anos, quando você se sentia invencível, quando podia comer qualquer coisa sem engordar, quando se recuperava de qualquer esforço em questão de horas. Agora, ela declina lentamente, cerca de 1% ao ano depois dos trinta.

Você pode sentir essa mudança de formas sutis. Talvez seja mais difícil ganhar massa muscular, ou você se sinta menos motivado para competir, ou sua libido não seja mais a força avassaladora que era na juventude. Não é fraqueza; é maturidade hormonal. Seu corpo está lhe dizendo que há outras formas de ser homem além da força física e da agressividade.

E então há o cortisol, esse hormônio que deveria ser seu protetor, mas que pode se tornar seu algoz quando permanece elevado por muito tempo. Ele é como um sistema de alarme que nunca desliga, mantendo você em estado de alerta constante. O estresse crônico da vida moderna pode desregular completamente sua produção, criando um ciclo vicioso onde você se sente cansado e acelerado ao mesmo tempo.

A insulina, por sua vez, é como o porteiro das suas células, decidindo o que entra e o que fica de fora. Com a idade, e especialmente com uma dieta rica em açúcares refinados, suas células podem começar a ignorar os sinais da insulina. É como se o porteiro gritasse instruções, mas ninguém mais o escutasse. O resultado é que a glicose fica circulando no sangue, causando inflamação e danos aos vasos sanguíneos.

Mas talvez a mudança hormonal mais dramática seja a que acontece com a melatonina. Quando você era criança, seu corpo produzia quantidades abundantes desse hormônio do sono. Você dormia profundamente, acordava descansado, tinha energia para brincar o dia todo. Agora, a produção de melatonina diminuiu, e você pode notar que o sono não é mais tão reparador quanto costumava ser.

A tireoide, essa pequena glândula em forma de borboleta no seu pescoço, é como o acelerador do seu metabolismo. Quando funciona bem, você se sente energizado, alerta, com o peso estável. Quando desregula - o que pode acontecer com mais frequência com a idade - você pode se sentir lento, ganhar peso facilmente, ter dificuldade de concentração.

É tentador ver todas essas mudanças como declínio, como sinais de que seu corpo está falhando. Mas há uma perspectiva diferente, mais sábia. Seu sistema hormonal está se adaptando a uma nova fase da vida, onde diferentes qualidades são valorizadas. Menos testosterona pode significar menos agressividade, mas também mais capacidade de cooperação. Menos hormônio do crescimento pode significar recuperação mais lenta, mas também menos risco de certos tipos de câncer.

A natureza raramente faz algo sem propósito. Se evoluímos para ter mudanças hormonais com a idade, deve haver razões para isso. Talvez seja uma forma de nos preparar para papéis diferentes na sociedade - menos guerreiros, mais sábios; menos competidores, mais mentores.

Isso não significa que você deve aceitar passivamente qualquer desequilíbrio hormonal. Há muito que pode ser feito para otimizar sua orquestra química. O exercício regular, especialmente o treinamento de força, pode estimular a produção de hormônio do crescimento e testosterona. O sono adequado é crucial para a regulação de praticamente todos os hormônios. A gestão do estresse pode normalizar os níveis de cortisol.

A alimentação também desempenha um papel fundamental. Certos nutrientes são precursores de hormônios - o zinco para a testosterona, o magnésio para a melatonina, o iodo para os hormônios da tireoide. Uma dieta equilibrada fornece as matérias-primas que seu corpo precisa para manter a orquestra afinada.

E há também a questão do ritmo circadiano, esse relógio interno que coordena a liberação de hormônios ao longo do dia. O cortisol deve estar alto de manhã para ajudá-lo a acordar, e baixo à noite para permitir o relaxamento. A melatonina deve aumentar quando escurece e diminuir quando amanhece. Mas a vida moderna, com suas luzes artificiais e horários irregulares, pode desregular completamente esse relógio.

Expor-se à luz solar de manhã, diminuir as luzes à noite, manter horários regulares de sono e alimentação - essas práticas simples podem ter efeitos profundos na sua harmonia hormonal. É como afinar os instrumentos da orquestra antes do concerto.

Há também terapias hormonais disponíveis para homens que experimentam declínios significativos. A reposição de testosterona, por exemplo, pode ajudar com energia, massa muscular, libido e humor. Mas é uma decisão que deve ser tomada cuidadosamente, com acompanhamento médico, pesando benefícios e riscos.

Porque hormônios são poderosos. Eles podem transformar como você se sente, como pensa, como se relaciona com o mundo. Mas também podem ter efeitos colaterais, interações complexas, consequências imprevistas. É como mexer nos controles de uma orquestra sinfônica - pequenos ajustes podem melhorar a música, mas mudanças drásticas podem criar dissonância.

O importante é entender que você não é vítima dos seus hormônios. Você tem mais controle sobre eles do que imagina. Suas escolhas de estilo de vida - como come, como se exercita, como dorme, como lida com o estresse - influenciam profundamente sua orquestra química.

E lembre-se: a meta não é ter os hormônios de um jovem de vinte anos. É ter os hormônios adequados para viver bem, se sentir bem, envelhecer com saúde e dignidade. É encontrar a harmonia apropriada para esta fase da sua vida.

Porque no final das contas, você não é apenas um conjunto de hormônios circulando pelo sangue. Você é uma pessoa complexa, com história, sonhos, relacionamentos, propósito. Os hormônios são importantes, mas são apenas uma parte da sinfonia maior que é sua vida.

E essa sinfonia, com todos os seus movimentos - juventude, maturidade, velhice - pode ser extraordinariamente bela quando você aprende a apreciar cada fase, cada mudança, cada nova melodia que emerge com o passar dos anos.

CAPÍTULO 9

A Mente que Habita o Corpo

Existe uma fronteira invisível dentro de você, uma linha que separa o físico do mental, o corpo da mente. Ou pelo menos é o que pensávamos. Hoje sabemos que essa fronteira é uma ilusão, que corpo e mente são aspectos de uma mesma realidade, tão interconectados que é impossível dizer onde um termina e o outro começa.

Quando você se sente triste, seu corpo se curva. Quando está ansioso, seu coração acelera. Quando se apaixona, suas pupilas se dilatam. Não são apenas metáforas; são manifestações físicas de estados mentais, provas de que você não tem um corpo e uma mente separados, mas um corpo-mente integrado.

Você provavelmente já experimentou essa conexão de formas profundas. Talvez tenha sentido como o estresse pode causar dores de cabeça, como a tristeza pode deixá-lo fisicamente exausto, como a alegria pode energizar cada célula do seu corpo. Você sabe, intuitivamente, que cuidar da mente é cuidar do corpo, e vice-versa.

A ciência moderna está finalmente alcançando essa sabedoria ancestral. Descobrimos que o sistema imunológico se comunica diretamente com o cérebro, que o intestino produz neurotransmissores que afetam o humor, que pensamentos podem literalmente alterar a expressão dos genes. Somos seres integrados, holísticos, onde cada parte influencia todas as outras.

Mas talvez em nenhum lugar essa integração seja mais evidente do que na saúde mental. Durante muito tempo, tratamos a depressão, a ansiedade, o estresse como problemas puramente psicológicos, como se fossem defeitos de caráter ou fraquezas de personalidade. Hoje entendemos que são condições médicas reais, com bases biológicas claras, que afetam todo o organismo.

A depressão, por exemplo, não é apenas "estar triste". É um estado onde o cérebro produz menos serotonina e dopamina, onde a inflamação aumenta, onde o sistema imunológico se desregula. É uma condição que afeta o sono, o apetite, a energia, a capacidade de concentração. É uma doença do corpo-mente inteiro.

E ela é mais comum do que você imagina. Estatísticas mostram que um em cada quatro homens experimentará depressão em algum momento da vida. Mas muitos nunca procuram ajuda, seja por estigma, seja por não reconhecer os sintomas, seja por acreditar que devem "ser fortes" e superar sozinhos.

Há algo particularmente cruel na forma como nossa sociedade trata a saúde mental masculina. Desde pequenos, ensinamos os meninos que chorar é fraqueza, que pedir ajuda é vergonha, que homens de verdade não têm problemas emocionais. E depois nos perguntamos por que as taxas de suicídio masculino são tão altas, por que tantos homens sofrem em silêncio.

Você, cresceu em uma época onde essas mensagens eram ainda mais rígidas. Pode ter aprendido a engolir as emoções, a "ser forte", a resolver tudo sozinho. Mas força real não é negar vulnerabilidades; é reconhecê-las e lidar com elas de forma saudável.

A ansiedade é outra visitante frequente da meia-idade. Ela pode aparecer como preocupação constante com o futuro, como sensação de que algo terrível está prestes a acontecer, como sintomas físicos inexplicáveis - coração acelerado, suor nas mãos, dificuldade para respirar. É o sistema de alarme do corpo disparando sem motivo aparente.

Mas há sempre motivos, mesmo quando não são óbvios. Talvez seja o acúmulo de responsabilidades - trabalho, família, finanças. Talvez seja a consciência crescente da mortalidade, a percepção de que o tempo é limitado. Talvez seja simplesmente o resultado de décadas de estresse crônico, de um sistema nervoso que nunca aprendeu a relaxar completamente.

O isolamento social é outro fator crucial para a saúde mental, especialmente para homens. Tendemos a ter círculos sociais menores que as mulheres, a depender mais dos parceiros românticos para apoio emocional, a ter dificuldade para formar amizades íntimas na idade adulta. E quando essas conexões se rompem - por divórcio, morte, mudanças de vida - podemos nos encontrar profundamente sozinhos.

A solidão não é apenas desconfortável; é literalmente tóxica. Estudos mostram que o isolamento social tem efeitos na saúde comparáveis ao tabagismo. Aumenta a inflamação, suprime o sistema imunológico, acelera o envelhecimento. É como se fôssemos programados para viver em comunidade, e quando essa programação é violada, todo o sistema sofre.

Mas há esperança. A saúde mental, como a física, pode ser

cultivada, fortalecida, protegida. E muitas das estratégias são as mesmas que beneficiam o corpo: exercício regular, alimentação saudável, sono adequado, gestão do estresse.

O exercício, em particular, é um antidepressivo poderoso. Quando você se move, seu corpo libera endorfinas, serotonina, dopamina - os mesmos neurotransmissores que os medicamentos antidepressivos tentam regular. É como se a natureza tivesse criado uma farmácia interna, ativada pelo movimento.

A meditação e outras práticas de atenção plena também têm efeitos profundos na saúde mental. Elas ensinam você a observar seus pensamentos sem ser dominado por eles, a encontrar espaço entre o estímulo e a resposta, a cultivar uma relação mais saudável com sua própria mente.

E há a terapia, essa forma de medicina que usa palavras como remédio. Conversar com um profissional treinado pode ajudá-lo a entender padrões de pensamento destrutivos, a processar traumas antigos, a desenvolver estratégias mais saudáveis para lidar com os desafios da vida.

Não há vergonha em procurar ajuda. Na verdade, é um sinal de sabedoria, de maturidade, de amor próprio. É reconhecer que você é valioso demais para sofrer desnecessariamente, que merece viver com plenitude e alegria.

A saúde mental também está intimamente ligada ao propósito, ao sentido de significado na vida. Quando você sabe por que está aqui, quando sente que sua vida tem direção e valor, é mais fácil enfrentar os desafios inevitáveis. É como ter uma bússola interna que o orienta mesmo nas tempestades.

Você pode estar passando por uma reavaliação natural do propósito. Talvez esteja questionando escolhas feitas na juventude, se perguntando se está no caminho certo, sentindo necessidade de mudanças significativas. Isso é normal, saudável, parte do processo de amadurecimento.

A gratidão é outra ferramenta poderosa para a saúde mental. Quando você conscientemente reconhece as coisas boas da sua vida - por menores que sejam - está treinando seu cérebro para notar o positivo em vez de focar apenas nos problemas. É como ajustar a lente através da qual você vê o mundo.

E há a criatividade, essa capacidade humana fundamental de criar algo novo, de expressar sua individualidade única. Seja através da arte, da música, da escrita, da culinária, da jardinagem - qualquer forma de expressão criativa pode ser profundamente terapêutica.

A criatividade conecta você com algo maior que você mesmo, com a força vital que move o universo. Quando você cria, está participando do ato fundamental da existência, adicionando sua voz única à sinfonia cósmica.

Lembre-se: cuidar da saúde mental não é luxo; é necessidade. Não é sinal de fraqueza; é demonstração de força. Não é algo que você faz quando tudo está ruim; é algo que você faz para que as coisas continuem boas.

Sua mente é seu bem mais precioso. É através dela que você experimenta a vida, que se conecta com outros, que encontra significado e propósito. Cuidar dela é cuidar da essência do que faz você ser você.

E quando você cuida bem da mente, quando cultiva pensamentos saudáveis, emoções equilibradas, relacionamentos significativos, todo o seu ser se beneficia. Porque no final das contas, você não é um corpo que tem uma mente, nem uma mente que tem um corpo. Você é uma unidade integrada, um ser completo, onde cada parte contribui para a saúde e o bem-estar do todo.

CAPÍTULO 10

Há uma verdade que você carrega no mais profundo do seu ser, gravada no seu DNA por milhões de anos de evolução: você não foi feito para estar sozinho. Desde o primeiro momento em que seus ancestrais desceram das árvores e começaram a caminhar eretos pelas savanas africanas, a sobrevivência dependeu da capacidade de formar grupos, de cooperar, de cuidar uns dos outros.

Você é, fundamentalmente, um ser social. Cada célula do seu corpo sabe disso, mesmo quando sua mente moderna tenta convencê-lo do contrário. Quando você se conecta genuinamente com outro ser humano - quando ri com um amigo, abraça alguém que ama, compartilha uma história que importa - seu corpo libera hormônios que reduzem o estresse, fortalecem o sistema imunológico, até mesmo prolongam a vida.

Mas vivemos em uma época paradoxal. Nunca estivemos tão conectados tecnologicamente e, ao mesmo tempo, nunca nos sentimos tão sozinhos. Você pode ter centenas de "amigos" nas redes sociais e ainda assim se sentir profundamente isolado. Pode estar constantemente em contato com pessoas através de mensagens e chamadas, mas raramente ter conversas que realmente importam.

Provavelmente já experimentou diferentes tipos de solidão. A solidão da adolescência, quando se sentia incompreendido pelo mundo. A solidão dos primeiros anos da vida adulta, quando estava construindo sua identidade e carreira. E talvez agora, uma solidão mais sutil, mas não menos real - a sensação de que, apesar de todas as suas conexões, algo essencial está faltando.

Esta pode ser a solidão do homem moderno, que aprendeu a ser autossuficiente, independente, forte. Que foi ensinado que pedir ajuda é fraqueza, que mostrar vulnerabilidade é perigoso, que homens de verdade resolvem seus problemas sozinhos. É uma solidão que se disfarça de força, mas que corrói por dentro como ácido.

A ciência nos mostra que o isolamento social é literalmente tóxico. Pessoas socialmente isoladas têm maior risco de doenças cardíacas, depressão, demência, até mesmo morte prematura. O efeito é tão significativo que alguns pesquisadores comparam a solidão crônica ao tabagismo em termos de impacto na saúde.

Mas por que as conexões sociais são tão importantes para o bem-estar físico? A resposta está na forma como evoluímos. Durante milhões de anos, estar sozinho significava morte certa. Nossos ancestrais que desenvolveram sistemas biológicos que os motivavam a buscar e manter conexões sociais foram os que sobreviveram e passaram seus genes adiante.

Quando você se sente conectado e apoiado, seu sistema nervoso entra em um estado de calma e segurança. Seu coração bate mais devagar, sua pressão arterial diminui, seu sistema imunológico funciona melhor. É como se seu corpo soubesse que, com aliados por perto, pode relaxar a vigilância constante e dedicar energia à cura e ao crescimento.

Por outro lado, quando você se sente isolado, seu corpo interpreta isso como perigo. O sistema de alarme se ativa, o cortisol aumenta, a inflamação se intensifica. É uma resposta que fazia sentido quando estar sozinho significava vulnerabilidade a predadores, mas que hoje pode ser mais prejudicial que protetiva.

As amizades masculinas têm características únicas. Tendemos a nos conectar através de atividades compartilhadas - esportes, hobbies, trabalho - mais do que através de conversas íntimas. Não há nada errado com isso; é uma forma válida e valiosa de conexão. Mas pode significar que, quando essas atividades desaparecem, as amizades também se desvanecem.

Muitos homens relatam que é mais difícil fazer amigos depois dos trinta. As responsabilidades da vida adulta - trabalho, família, obrigações - deixam pouco tempo para cultivar novas relações. E as amizades existentes podem se tornar superficiais, limitadas a conversas sobre trabalho, esportes, política, evitando cuidadosamente qualquer coisa muito pessoal ou emocional.

Mas há uma riqueza imensa esperando por você quando você se permite ser mais vulnerável, mais autêntico nas suas relações. Quando você compartilha não apenas suas conquistas, mas também suas lutas. Quando você pede ajuda quando precisa, oferece apoio quando pode, permite que outros vejam quem você realmente é por trás da máscara social.

A família, claro, é uma fonte fundamental de conexão. Mas as relações familiares podem ser complexas, carregadas de história, expectativas, dinâmicas estabelecidas há décadas. Às vezes, as pessoas que mais amamos são também as que mais nos desafiam, que mais nos frustram, que mais nos conhecem - para o bem e para o mal.

Se você tem filhos, eles podem ser uma fonte profunda de propósito e conexão. Mas também podem ser uma fonte de preocupação, estresse, questionamento sobre se você está sendo um bom pai, se está dando o exemplo certo, se está preparando-os adequadamente para o mundo.

E se você tem um parceiro romântico, essa pode ser a conexão mais íntima e significativa da sua vida. Mas também pode ser a mais desafiadora, especialmente depois de anos juntos, quando a paixão inicial pode ter se transformado em algo mais profundo, mas também mais complexo.

O amor maduro é diferente do amor jovem. É menos dramático, menos intenso, mas pode ser mais profundo, mais estável, mais nutritivo. É o amor que conhece as falhas do outro e escolhe amar mesmo assim. É o amor que se constrói através de milhares de pequenos atos de cuidado, compreensão, perdão.

Mas manter uma relação viva e saudável depois de anos juntos requer esforço consciente. É fácil cair na rotina, dar o outro como garantido, parar de fazer o esforço de realmente se conectar. É preciso intenção para continuar vendo o parceiro como um indivíduo único e interessante, não apenas como parte da mobília da vida.

E então há a comunidade mais ampla - vizinhos, colegas, conhecidos, a rede de pessoas que formam o tecido social da sua vida. Essas conexões podem parecer superficiais, mas são importantes. Elas criam um senso de pertencimento, de que você faz parte de algo maior que você mesmo.

Participar de grupos - seja um time de futebol, um clube de leitura, uma organização de voluntários, uma comunidade religiosa - pode ser uma forma poderosa de se conectar com outros que compartilham seus interesses ou valores. É uma forma de expandir seu círculo social de maneira natural e orgânica.

O voluntariado, em particular, pode ser profundamente gratificante. Quando você dedica tempo e energia para ajudar outros, está se conectando com algo maior que seus próprios problemas e preocupações. Está contribuindo para o bem comum, fazendo diferença na vida de outras pessoas.

E há algo mágico que acontece quando você ajuda alguém: você se sente melhor consigo mesmo. Não é egoísmo; é a forma como fomos programados. Ajudar outros ativa os centros de recompensa do cérebro, libera hormônios do bem-estar, cria um senso de propósito e significado.

Mas talvez a conexão mais importante seja a que você tem consigo mesmo. Antes de poder se conectar genuinamente com outros, você precisa se conhecer, se aceitar, se amar. Precisa estar confortável com sua própria companhia, capaz de estar sozinho sem se sentir solitário.

Isso não significa ser narcisista ou egocêntrico. Significa ter uma relação saudável consigo mesmo, conhecer seus valores, seus limites, seus sonhos. Significa ser capaz de se perdoar pelos erros, de celebrar suas conquistas, de cuidar de si mesmo com a mesma gentileza que ofereceria a um bom amigo.

Quando você tem essa base sólida de autoconhecimento

e autoaceitação, suas relações com outros se tornam mais autênticas, mais satisfatórias. Você não está buscando nos outros o que falta em você; está compartilhando quem você é e recebendo quem eles são.

Agora você tem a oportunidade de ser mais seletivo sobre suas conexões. Não precisa mais tentar agradar a todos ou manter relações que não o nutrem. Pode escolher investir tempo e energia nas pessoas que realmente importam, que o apoiam, que o desafiam a crescer, que celebram quem você é.

A qualidade importa mais que a quantidade. É melhor ter alguns amigos verdadeiros do que muitos conhecidos superficiais. É melhor ter conversas profundas e significativas do que centenas de interações vazias nas redes sociais.

E lembre-se: nunca é tarde para formar novas conexões, para aprofundar as existentes, para se abrir de formas que talvez não tenha se permitido antes. Cada dia é uma oportunidade de se conectar mais genuinamente com o mundo ao seu redor.

Porque no final das contas, somos todos parte da mesma teia humana, conectados por fios invisíveis de experiência compartilhada, de vulnerabilidade comum, de necessidade mútua de amor e compreensão. E quando você reconhece e honra essas conexões, quando se permite ser visto e conhecido, quando oferece sua presença autêntica ao mundo, você não está apenas melhorando sua própria vida - está contribuindo para a cura e o bem-estar de toda a humanidade.

CAPÍTULO 11

Os Novos Alquimistas

Há algo profundamente humano na busca pela fonte da juventude. Desde que o primeiro homem olhou para suas mãos enrugadas e desejou que fossem lisas novamente, desde que a primeira mulher viu cabelos grisalhos no espelho e suspirou pela cor perdida, temos procurado formas de deter, reverter ou pelo menos desacelerar a passagem do tempo.

Os antigos alquimistas buscavam a pedra filosofal, capaz de transformar metais comuns em ouro e conceder vida eterna. Hoje, nossos alquimistas usam jalecos brancos em vez de túnicas, trabalham com microscópios em vez de caldeirões, mas a busca continua a mesma: encontrar a fórmula secreta que nos permita viver mais e melhor.

E talvez, pela primeira vez na história humana, estejamos chegando perto.

Você vive em uma época extraordinária, onde a fronteira entre ficção científica e realidade médica se torna cada vez mais tênue. Terapias que pareciam impossíveis há uma década agora estão em testes clínicos. Tratamentos que seus avós considerariam mágicos estão se tornando rotina em clínicas especializadas.

Tome, por exemplo, as células-tronco. Essas células mestras, capazes de se transformar em qualquer tipo de tecido do corpo, eram consideradas o Santo Graal da medicina regenerativa. Hoje, médicos já usam células-tronco para tratar doenças cardíacas, reparar cartilagens danificadas, até mesmo restaurar a visão em alguns casos de cegueira.

Imagine a possibilidade: suas próprias células, coletadas e cultivadas em laboratório, depois reintroduzidas no seu corpo para reparar órgãos danificados, regenerar tecidos envelhecidos, restaurar funções perdidas. É como ter uma equipe de construção microscópica trabalhando dentro de você, reconstruindo sua casa celular cômodo por cômodo.

E então há a terapia genética, a capacidade de editar o código da vida como se fosse um documento de texto. Cientistas podem agora cortar genes defeituosos e substituí-los por versões saudáveis, ou inserir novos genes que conferem resistência a doenças. É uma forma de reescrever sua história biológica, de corrigir erros que foram passados de geração em geração.

Mas talvez a descoberta mais fascinante seja sobre os telômeros, aqueles "cadarços" dos cromossomos que mencionamos antes. Pesquisadores descobriram uma enzima chamada telomerase, capaz de alongar os telômeros, potencialmente revertendo o envelhecimento celular. É como encontrar uma forma de dar corda no relógio biológico, fazendo-o andar para trás.

Há também compostos naturais que parecem ter propriedades antienvelhecimento notáveis. O resveratrol, encontrado no vinho tinto, pode ativar genes associados à longevidade. A metformina, um medicamento para diabetes, parece retardar o envelhecimento em múltiplos sistemas do corpo. O NAD +, uma molécula crucial para o metabolismo celular, pode ser suplementado para restaurar a função mitocondrial.

Esses compostos não são poções mágicas. São ferramentas moleculares que trabalham com os sistemas naturais do seu corpo, otimizando processos que já existem, removendo obstáculos que se acumularam com o tempo. É como afinar um piano que desafinou com os anos, restaurando a harmonia original.

Mas com todo esse poder vem responsabilidade. Quem terá acesso a essas terapias? Apenas os ricos? Apenas os que vivem em países desenvolvidos? E quais são os riscos de mexer com os mecanismos fundamentais da vida?

Há questões éticas profundas aqui. Se pudermos estender significativamente a vida humana, como isso afetará a sociedade? O que acontece com a aposentadoria se as pessoas viverem até os 150 anos? Como os recursos do planeta suportarão populações que vivem muito mais tempo?

E há riscos. Mexer com genes pode ter consequências imprevistas. Estimular o crescimento celular pode aumentar o risco de câncer. Interferir com o envelhecimento pode perturbar outros processos biológicos importantes.

É por isso que a pesquisa avança cuidadosamente, com testes rigorosos, protocolos de segurança, supervisão ética. Os cientistas sabem que estão brincando com forças poderosas, que pequenos erros podem ter grandes consequências.

Mas para você, a questão não é se essas terapias vão existir - muitas já existem. A questão é como navegar por esse novo mundo de possibilidades, como separar a ciência real da especulação, como tomar decisões informadas sobre sua saúde e longevidade.

Primeiro, é importante entender que não existe bala de prata. Nenhum suplemento, nenhuma terapia, nenhum tratamento pode sozinho reverter décadas de envelhecimento ou garantir vida longa e saudável. A longevidade é como uma sinfonia - requer múltiplos instrumentos tocando em harmonia.

Segundo, desconfie de promessas grandiosas. Se algo parece bom demais para ser verdade, provavelmente é. A ciência real avança em passos pequenos e cuidadosos, não em saltos revolucionários. Tratamentos legítimos passam por anos de testes antes de chegar ao público.

Terceiro, lembre-se de que você já tem acesso às terapias antienvelhecimento mais poderosas que conhecemos: exercício regular, alimentação saudável, sono adequado, gestão do estresse, conexões sociais significativas. Essas não são apenas medidas preventivas; são intervenções ativas que podem reverter alguns aspectos do envelhecimento.

Estudos mostram que pessoas que adotam um estilo de vida saudável podem ter idades biológicas anos mais jovens que suas idades cronológicas. É como se você pudesse literalmente retroceder no tempo, não através de máquinas fantásticas, mas através de escolhas conscientes e consistentes.

E há suplementos que têm evidência científica sólida. Ácidos graxos ômega-3 para a saúde cardiovascular e cerebral. Vitamina D para ossos e sistema imunológico. Antioxidantes como vitamina C e E para combater o estresse oxidativo.

Não são milagres, mas são ferramentas úteis quando usadas apropriadamente.

A medicina personalizada está tornando possível adaptar tratamentos ao seu perfil genético específico. Testes podem revelar suas predisposições genéticas, suas necessidades nutricionais únicas, sua resposta provável a diferentes medicamentos. É como ter um mapa detalhado do seu terreno biológico, permitindo navegação mais precisa.

Mas talvez a terapia antienvelhecimento mais poderosa seja algo que não pode ser comprado em farmácia ou clínica: propósito. Pessoas que têm razões claras para viver, que se sentem úteis e valorizadas, que têm objetivos que as motivam, tendem a viver mais e melhor.

É como se o corpo soubesse quando vale a pena se manter funcionando. Quando você tem algo pelo que viver, quando se sente conectado e necessário, quando acorda todos os dias com senso de missão, seus sistemas biológicos respondem mantendo-se mais jovens e vitais.

O amor também é medicina antienvelhecimento. Relacionamentos saudáveis e amorosos reduzem o estresse, fortalecem o sistema imunológico, até mesmo influenciam a expressão genética de formas benéficas. É como se o coração soubesse que vale a pena manter o corpo funcionando quando há alguém para amar e ser amado.

E há a curiosidade, essa qualidade infantil que muitos adultos perdem com o tempo. Quando você continua aprendendo, explorando, descobrindo, está mantendo seu cérebro jovem e ágil.

É como exercício para a mente, fortalecendo conexões neurais, criando novas redes, mantendo a plasticidade cerebral.

A criatividade também tem propriedades rejuvenescedoras. Quando você cria algo - seja uma pintura, uma música, um jardim, uma receita - está participando do ato fundamental da vida: trazer algo novo ao mundo. É uma forma de se conectar com a força criativa do universo, de se sentir vivo e vital.

Você está em uma posição única. Você pode se beneficiar tanto das terapias tradicionais quanto das inovações modernas. Pode combinar a sabedoria ancestral sobre como viver bem com os avanços científicos mais recentes sobre como viver mais.

Mas lembre-se: a meta não é viver para sempre. É viver bem pelo tempo que você tem. É adicionar vida aos anos, não apenas anos à vida. É envelhecer com graça, dignidade, vitalidade.

As terapias antienvelhecimento são ferramentas, não fins em si mesmas. Use-as sabiamente, com orientação profissional, como parte de uma abordagem holística para a saúde e o bem-estar. E nunca esqueça que a melhor terapia antienvelhecimento é uma vida bem vivida, cheia de amor, propósito, crescimento e conexão.

Porque no final das contas, não se trata de quantos anos você vive, mas de quanta vida você coloca nos seus anos.

CAPÍTULO 12

O Universo Microscópico Dentro de Você

Existe um universo dentro de você que é mais estranho e maravilhoso que qualquer ficção científica. Um mundo habitado por trilhões de seres microscópicos que vivem, trabalham, se reproduzem e morrem em seus intestinos, sua pele, sua boca, seus pulmões. Eles são tão numerosos que, se você pudesse contá-los, descobriria que há quase tantas células bacterianas no seu corpo quanto células humanas.

Você não é apenas você. Você é uma comunidade, um ecossistema ambulante, uma cidade microscópica onde diferentes espécies coexistem em harmonia delicada. E essa comunidade tem mais influência sobre sua saúde, seu humor, até mesmo seus pensamentos do que você jamais imaginou.

Durante muito tempo, pensamos em bactérias apenas como inimigas, como invasores que precisavam ser eliminados com antibióticos e desinfetantes. Declaramos guerra aos micróbios, tentamos esterilizar nosso mundo, criar ambientes "limpos" livres de qualquer vida microscópica. Como estávamos enganados.

A verdade é que você evoluiu junto com esses microrganismos. Eles não são invasores; são parceiros ancestrais, companheiros de jornada que ajudaram a moldar quem você é. Sem eles, você não poderia digerir certos alimentos, não poderia produzir certas vitaminas, não poderia treinar adequadamente seu sistema imunológico.

Seu intestino, em particular, é como uma floresta tropical microscópica, repleta de diversidade e vida. Centenas de espécies diferentes de bactérias vivem ali, cada uma com suas próprias funções, suas próprias necessidades, suas próprias contribuições para o bem-estar do conjunto.

Algumas dessas bactérias são como jardineiros, cultivando o ambiente intestinal, mantendo-o saudável e equilibrado. Outras são como químicos, produzindo compostos que seu corpo precisa mas não consegue fabricar sozinho. Há as que funcionam como soldados, protegendo contra patógenos invasores. E há as que agem como diplomatas, mediando a comunicação entre diferentes partes do seu sistema.

Mas talvez a descoberta mais surpreendente seja que essas bactérias podem influenciar seu cérebro. Elas produzem neurotransmissores - as mesmas moléculas que regulam seu humor, sua ansiedade, sua capacidade de concentração. É como se você tivesse uma segunda mente no seu intestino, uma mente microbiana que sussurra constantemente com seu cérebro.

Quando essa comunidade está em equilíbrio - o que os cientistas chamam de eubiose - você se sente bem. Sua digestão funciona suavemente, seu sistema imunológico está alerta mas não hiperativo, seu humor é estável, sua energia é consistente. É como uma orquestra afinada, onde cada instrumento contribui para uma sinfonia harmoniosa.

Mas quando o equilíbrio se rompe - uma condição chamada

disbiose - tudo pode desandar. Certas espécies podem proliferar excessivamente, outras podem desaparecer, a diversidade pode diminuir. É como se a orquestra perdesse alguns músicos e outros começassem a tocar fora do tom.

Os sintomas podem ser óbvios - problemas digestivos, infecções recorrentes, alergias. Mas podem também ser sutis - mudanças de humor, fadiga crônica, dificuldade de concentração, até mesmo alterações no peso corporal. Porque quando a comunidade microbiana está desequilibrada, todo o sistema sofre.

E o que causa esse desequilíbrio? Muitas coisas da vida moderna. Antibióticos, que são como bombas nucleares no mundo microbiano, eliminando tanto bactérias ruins quanto boas. Estresse crônico, que altera o ambiente intestinal de formas que favorecem espécies prejudiciais. Dietas pobres em fibras, que privam as bactérias benéficas do alimento de que precisam.

Alimentos ultraprocessados são particularmente problemáticos. Eles contêm conservantes, corantes, emulsificantes - substâncias que podem ser tóxicas para certas espécies bacterianas. É como despejar produtos químicos em um lago pristino; a vida aquática sofre, o ecossistema se desequilibra.

Mas há esperança. Seu microbioma é surpreendentemente resiliente e adaptável. Mudanças na dieta podem alterar a composição bacteriana em questão de dias. É como replantar um jardim; com cuidado e paciência, você pode restaurar a diversidade e a saúde.

As fibras são o alimento preferido das bactérias benéficas. Quando você come vegetais, frutas, grãos integrais, está literalmente alimentando os micróbios que cuidam de você. Eles fermentam essas fibras e produzem ácidos graxos de cadeia curta, compostos que reduzem a inflamação, fortalecem a parede intestinal, até mesmo influenciam o metabolismo.

Alimentos fermentados são como probióticos naturais, introduzindo novas espécies benéficas no seu ecossistema interno. Iogurte, kefir, chucrute, kimchi, kombucha - essas são tradições culinárias antigas que, sem saber, cultivavam a saúde microbiana.

Mas não se trata apenas de adicionar bactérias boas; trata-se de criar um ambiente onde elas possam prosperar. Isso significa reduzir o estresse, dormir adequadamente, evitar antibióticos desnecessários, limitar alimentos ultraprocessados.

O exercício também beneficia o microbioma. Pessoas ativas tendem a ter maior diversidade bacteriana, mais espécies benéficas, melhor função intestinal. É como se o movimento físico criasse ondas que agitam positivamente o oceano microbiano interno.

E há uma conexão fascinante entre microbioma e envelhecimento. Pessoas centenárias tendem a ter microbiomas únicos, com espécies que são raras em pessoas mais jovens. Algumas dessas bactérias podem produzir compostos que promovem longevidade, que reduzem inflamação, que protegem contra doenças relacionadas à idade.

Isso sugere que cuidar do seu microbioma pode ser uma das estratégias mais importantes para envelhecer bem. Não é apenas sobre digestão; é sobre saúde sistêmica, sobre criar as condições internas para uma vida longa e vital.

Seu microbioma carrega a história da sua vida. Cada antibiótico que tomou, cada refeição que comeu, cada período de estresse que viveu deixou marcas nessa comunidade microscópica. Mas isso não significa que você está preso a essa história.

Você pode começar hoje a cultivar um microbioma mais saudável. Pode adicionar mais fibras à sua dieta, experimentar alimentos fermentados, reduzir o consumo de produtos ultraprocessados. Pode gerenciar melhor o estresse, priorizar o sono, ser mais criterioso com antibióticos.

É um investimento de longo prazo. Mudanças no microbioma levam tempo para se estabelecer, para se tornarem estáveis. Mas quando acontecem, os benefícios podem ser profundos - melhor digestão, sistema imunológico mais forte, humor mais estável, até mesmo maior resistência a doenças.

Pense no seu microbioma como um jardim interno que precisa ser cultivado com cuidado. Alimente-o com os nutrientes certos, proteja-o de toxinas, dê-lhe tempo para florescer. E em troca, essa comunidade microscópica cuidará de você de formas que você nem imagina.

Porque no final das contas, você não é apenas um indivíduo isolado navegando pelo mundo sozinho. Você é parte de uma rede complexa de vida, um ecossistema ambulante onde trilhões de seres trabalham juntos para manter você saudável, feliz e vivo.

E quando você honra essa parceria, quando cuida dessa comunidade interna com o respeito que ela merece, você está não apenas cuidando de si mesmo, mas participando da dança antiga e sagrada da vida, onde todos os seres - grandes e pequenos, visíveis e invisíveis - trabalham juntos para criar algo maior que a soma de suas partes.

CAPÍTULO 13

O Mundo que Respiramos

Há uma ironia cruel no fato de que o ar que nos mantém vivos também pode nos matar lentamente. A cada respiração, você inala não apenas o oxigênio que suas células precisam, mas também uma sopa invisível de partículas, gases e compostos químicos que podem, ao longo do tempo, acelerar seu envelhecimento e comprometer sua saúde.

Você vive em um mundo que seus antepassados não reconheceriam. Um mundo onde o ar das cidades carrega o peso de milhões de carros, onde a água pode conter resíduos de medicamentos e pesticidas, onde até mesmo os objetos mais comuns da sua casa podem liberar substâncias que interferem com seus hormônios.

É um mundo de conveniências modernas que vêm com custos ocultos, de progressos tecnológicos que trouxeram benefícios imensos, mas também riscos que estamos apenas começando a compreender. E você, já carrega em seu corpo muitos anos de exposição a esse ambiente alterado.

Mas antes de se desesperar, lembre-se: conhecimento é poder. Quando você entende os riscos, pode tomar medidas para se proteger. Quando reconhece as ameaças, pode fazer escolhas mais conscientes. Você não pode controlar tudo no seu ambiente, mas pode controlar muito mais do que imagina.

Comece pelo ar que respira. Nas grandes cidades, cada inspiração pode carregar partículas tão pequenas que atravessam os pulmões e entram diretamente na corrente sanguínea. Essas partículas microscópicas - menores que vírus - podem causar inflamação sistêmica, acelerar o envelhecimento cardiovascular, até mesmo afetar a função cerebral.

É como se você estivesse constantemente inalando uma poeira invisível que se acumula em seus órgãos, criando uma carga tóxica que seu corpo precisa processar e eliminar. E quanto mais tempo você vive em ambientes poluídos, maior essa carga se torna.

Mas há estratégias para se proteger. Purificadores de ar podem remover muitas dessas partículas do ambiente interno. Plantas específicas podem filtrar naturalmente certos poluentes. Evitar exercícios ao ar livre em horários de pico de poluição pode reduzir sua exposição.

E há uma descoberta surpreendente: o ar interno pode ser mais poluído que o externo. Produtos de limpeza, móveis novos, carpetes, tintas - todos podem liberar compostos orgânicos voláteis que se acumulam em espaços fechados. É como se sua própria casa fosse uma câmara de exposição química lenta.

A solução não é viver em uma bolha estéril, mas fazer escolhas mais conscientes. Optar por produtos de limpeza naturais, ventilar bem os ambientes, escolher móveis e materiais com menos emissões tóxicas. Pequenas mudanças que, acumuladas, podem fazer grande diferença.

A água que você bebe também carrega histórias invisíveis. Pode conter resíduos de medicamentos que outras pessoas tomaram e eliminaram, pesticidas que escorreram de fazendas distantes, metais pesados de tubulações antigas. É como se cada gole fosse uma pequena dose de química moderna.

Filtros de água podem remover muitos desses contaminantes. Não precisa ser paranoia; pode ser simplesmente prudência. Assim como você não comeria alimentos estragados, não há razão para beber água que pode conter substâncias prejudiciais quando há alternativas disponíveis.

E então há os disruptores endócrinos, substâncias que podem interferir com seus hormônios de formas sutis mas significativas. Eles estão em plásticos, cosméticos, produtos de higiene, até mesmo em recibos de papel térmico. São como hackers moleculares, enviando sinais falsos para seu sistema endócrino.

O bisfenol A (BPA) é um dos mais conhecidos. Encontrado em muitos plásticos, pode imitar o estrogênio no corpo, potencialmente afetando a fertilidade, o metabolismo, até mesmo o desenvolvimento cerebral. É como ter um impostor hormonal circulando pelo seu sistema.

Mas você pode reduzir sua exposição. Evitar aquecer alimentos em recipientes plásticos, escolher produtos livres de BPA, usar cosméticos e produtos de higiene com ingredientes mais naturais. São mudanças simples que podem ter efeitos profundos ao longo do tempo.

Os metais pesados são outro grupo de preocupação. Chumbo, mercúrio, cádmio - esses elementos podem se acumular no corpo ao longo dos anos, causando danos neurológicos, cardiovasculares, renais. É como ter pequenas quantidades de veneno se acumulando lentamente em seus tecidos.

O mercúrio, por exemplo, pode vir de peixes grandes que estão no topo da cadeia alimentar marinha. O chumbo pode estar presente em tintas antigas, tubulações velhas, até mesmo em alguns cosméticos importados. O cádmio pode vir do fumo do cigarro, de alguns fertilizantes, de baterias descartadas inadequadamente.

A boa notícia é que seu corpo tem sistemas naturais de desintoxicação. Seu fígado, rins, pulmões, pele trabalham constantemente para eliminar toxinas. Você pode apoiar esses sistemas através de escolhas de estilo de vida - hidratação adequada, exercício regular, alimentação rica em antioxidantes.

Certos alimentos são particularmente eficazes na desintoxicação. Vegetais crucíferos como brócolis e couve-flor contêm compostos que apoiam a função hepática. Alho e cebola têm enxofre, que ajuda na eliminação de metais pesados. Chá verde é rico em antioxidantes que protegem contra danos oxidativos.

O exercício também é uma forma poderosa de desintoxicação. Quando você sua, está eliminando toxinas através da pele. Quando respira profundamente durante o exercício, está oxigenando melhor seus tecidos, apoiando os processos de limpeza celular.

E há o poder das plantas. Certas plantas de interior podem filtrar poluentes do ar. Outras, quando consumidas, podem apoiar os processos naturais de desintoxicação do corpo. É como ter aliados verdes trabalhando para manter seu ambiente interno e externo mais limpos.

Mas talvez a estratégia mais importante seja a prevenção. Reduzir a exposição é mais eficaz que tentar eliminar toxinas depois que já entraram no sistema. É como fechar a torneira em vez de tentar secar o chão enquanto a água continua vazando.

Isso não significa viver com medo ou paranoia. Significa fazer escolhas informadas, equilibrar riscos e benefícios, tomar medidas práticas para proteger sua saúde. Você não pode controlar tudo no ambiente, mas pode controlar muito.

E lembre-se: seu corpo é surpreendentemente resiliente. Ele evoluiu para lidar com desafios ambientais, para se adaptar, para se recuperar. Quando você o apoia com escolhas saudáveis, quando reduz a carga tóxica, quando fornece os nutrientes que ele precisa, ele pode fazer coisas extraordinárias.

Saiba que você ainda pode ter décadas pela frente. As escolhas que faz hoje sobre seu ambiente - o ar que respira, a água que bebe, os produtos que usa - podem influenciar profundamente como você se sente e funciona nas próximas décadas.

Não se trata de perfeição; trata-se de progresso. Cada pequena mudança em direção a um ambiente mais limpo é um investimento na sua saúde futura. Cada toxina evitada é uma vitória para seu sistema de desintoxicação. Cada escolha consciente é um ato de amor próprio.

Porque no final das contas, você não é separado do ambiente; você é parte dele. O ar que você respira se torna parte de você. A água que bebe circula por suas veias. Os alimentos que come se transformam em suas células. Cuidar do ambiente é cuidar de si mesmo, e cuidar de si mesmo é cuidar do ambiente.

É uma dança delicada entre você e o mundo ao seu redor, uma negociação constante entre exposição e proteção, entre os benefícios da vida moderna e seus custos ocultos. E quando você dança conscientemente, quando faz escolhas informadas, quando equilibra prudência com prazer, você pode viver bem mesmo em um mundo imperfeito.

CAPÍTULO 14

Existe um momento que acontece quando você para verdadeiramente. Não apenas fisicamente, mas mentalmente, emocionalmente, espiritualmente. Quando você deixa de correr atrás do próximo compromisso, de se preocupar com o que aconteceu ontem ou o que pode acontecer amanhã. Quando você simplesmente está aqui, agora, completamente presente no momento que está vivendo.

É um momento raro na vida moderna. Vivemos em uma época de distração constante, onde nossa atenção é disputada por milhares de estímulos - notificações do telefone, e-mails urgentes, notícias alarmantes, redes sociais viciantes. Nossa mente se tornou como um macaco inquieto, saltando de galho em galho, nunca descansando em lugar algum por muito tempo.

Mas há uma prática antiga, tão velha quanto a própria consciência humana, que pode nos ensinar a domar esse macaco mental. Uma prática que não requer equipamentos especiais, não custa dinheiro, não depende de ninguém além de você mesmo. É a prática da atenção plena, da presença consciente, da meditação.

Você pode pensar que meditação é algo esotérico, reservado para monges em mosteiros distantes ou pessoas especialmente espirituais. Mas a verdade é que meditação é tão natural quanto respirar. É simplesmente a prática de prestar atenção, de estar consciente do que está acontecendo dentro e ao redor de você, sem julgamento, sem pressa, sem agenda.

Quando você medita, não está tentando esvaziar a mente ou alcançar algum estado místico especial. Está simplesmente observando o que já está acontecendo - os pensamentos que surgem e desaparecem, as sensações no corpo, a respiração que entra e sai. É como se tornar um cientista da sua própria experiência, curioso e atento ao laboratório da consciência.

E os benefícios dessa prática são profundos e mensuráveis. Estudos mostram que a meditação regular pode literalmente mudar a estrutura do seu cérebro. Áreas associadas à atenção, compaixão e regulação emocional se tornam mais densas. Regiões ligadas ao estresse e à ansiedade se tornam menos ativas.

É como se a meditação fosse um exercício para o cérebro, fortalecendo os músculos mentais que você mais precisa e relaxando aqueles que estão cronicamente tensos. Você não está apenas se sentindo melhor; está literalmente se tornando uma pessoa diferente, com um cérebro mais equilibrado e resiliente.

A meditação também tem efeitos profundos no corpo. Ela reduz a pressão arterial, fortalece o sistema imunológico, diminui a inflamação, até mesmo alonga os telômeros - aqueles marcadores do envelhecimento celular. É como se a prática de estar presente tivesse propriedades rejuvenescedoras, como se a paz mental se traduzisse em saúde física.

Mas talvez o benefício mais importante seja a liberdade que a meditação oferece. Liberdade dos pensamentos automáticos que o atormentam, das emoções que o dominam, dos padrões mentais que o limitam. Quando você aprende a observar sua mente sem ser controlado por ela, descobre que você não é seus pensamentos - você é aquele que observa os pensamentos.

É uma descoberta revolucionária. Significa que você não precisa acreditar em todo pensamento que surge, não precisa ser arrastado por toda emoção que sente, não precisa reagir automaticamente a todo estímulo que recebe. Há um espaço entre o que acontece e como você responde, e nesse espaço reside sua liberdade.

Você provavelmente já acumulou décadas de padrões mentais, de formas habituais de pensar e reagir. Alguns desses padrões o servem bem; outros podem estar limitando sua felicidade e potencial. A meditação oferece uma forma de examinar esses padrões com clareza, de escolher conscientemente quais manter e quais transformar.

Começar a meditar não requer grandes mudanças na sua vida. Você pode começar com apenas cinco minutos por dia, sentado confortavelmente, prestando atenção à respiração. Quando a mente vagar - e ela vai vagar, isso é normal - simplesmente traga a atenção de volta para a respiração, gentilmente, sem julgamento.

É como treinar um filhote. Você não fica bravo quando ele se distrai; simplesmente o chama de volta, pacientemente, repetidamente. Com o tempo, a mente aprende a se concentrar, a se acalmar, a encontrar paz na simplicidade do momento presente.

Há muitas formas de meditar. Você pode focar na respiração, nas sensações corporais, nos sons ao redor. Pode praticar meditação caminhando, prestando atenção a cada passo. Pode meditar comendo, saboreando cada mordida conscientemente. Pode até mesmo meditar lavando louça, transformando uma tarefa mundana em prática espiritual.

O importante não é a técnica específica, mas a atitude de presença consciente que você cultiva. É a disposição de estar completamente onde você está, fazendo o que está fazendo, sem desejar estar em outro lugar ou fazendo outra coisa.

Essa atitude pode transformar sua vida cotidiana. Quando você come conscientemente, saboreia mais a comida e se sente satisfeito com menos. Quando conversa conscientemente, ouve melhor e se conecta mais profundamente. Quando trabalha conscientemente, é mais eficiente e menos estressado.

A presença consciente também melhora seus relacionamentos. Quando você está verdadeiramente presente com alguém - não pensando no que vai dizer em seguida, não checando o telefone, não planejando o resto do dia - a qualidade da conexão muda completamente. A pessoa sente que é vista, ouvida, valorizada.

E há algo profundamente curativo na presença consciente. Muitas das nossas feridas emocionais vêm de momentos em que não nos sentimos vistos ou compreendidos. Quando você oferece presença total a alguém, está oferecendo um dos presentes mais preciosos que existem: sua atenção completa.

A meditação também pode ajudá-lo a lidar melhor com a dor - física e emocional. Quando você observa a dor conscientemente, sem resistir ou se identificar completamente com ela, descobre que ela é impermanente, que muda constantemente, que tem texturas e qualidades que você nunca notou antes.

Isso não significa que a dor desaparece magicamente, mas que sua relação com ela se transforma. Você aprende a não adicionar sofrimento desnecessário à dor inevitável, a não criar histórias dramáticas sobre o que a dor significa, a simplesmente estar com ela até que passe.

E ela sempre passa. Essa é uma das lições mais profundas da meditação: tudo é impermanente. Pensamentos surgem e desaparecem. Emoções vêm e vão. Sensações aparecem e se dissolvem. Até mesmo a dor mais intensa eventualmente muda ou diminui.

Essa compreensão da impermanência pode ser profundamente libertadora. Significa que você não precisa se agarrar desesperadamente aos momentos bons nem se desesperar durante os momentos difíceis. Tudo passa, tudo muda, tudo se transforma.

Há muito que você já viveu, muito que ainda está por vir. A meditação pode ajudá-lo a estar mais presente para ambos - a processar e integrar as experiências do passado, a se preparar conscientemente para o futuro, e principalmente, a viver plenamente o presente.

Porque no final das contas, o presente é tudo que você realmente tem. O passado existe apenas na memória, o futuro apenas na imaginação. A vida real acontece agora, neste momento, nesta respiração, neste batimento cardíaco.

E quando você aprende a estar verdadeiramente presente, descobre que cada momento é completo em si mesmo, que cada respiração é um milagre, que cada instante de consciência é um presente precioso. Você para de correr atrás da felicidade e descobre que ela estava aqui o tempo todo, esperando pacientemente que você parasse para notá-la.

A meditação não é fuga da vida; é mergulho profundo na vida. Não é evitar problemas; é desenvolver a sabedoria e a equanimidade para lidar com eles habilmente. Não é se tornar passivo; é se tornar responsivo em vez de reativo.

É uma prática que pode acompanhá-lo pelo resto da vida, aprofundando-se e enriquecendo-se com os anos. E talvez, quando você chegar aos oitenta ou noventa anos, olhe para trás e perceba que os momentos mais preciosos não foram os de grande drama ou conquista, mas os momentos simples de presença consciente - uma xícara de café saboreada lentamente, um pôr do sol observado em silêncio, uma conversa onde você estava completamente presente.

Esses são os momentos que fazem uma vida valer a pena. E eles estão disponíveis para você agora, neste exato momento, se você simplesmente escolher estar presente para eles.

CAPÍTULO 15

Quando o Corpo Esquece de Si Mesmo

Há uma crueldade particular nas doenças que roubam não apenas a saúde, mas a identidade. Que fazem um homem esquecer o próprio nome, que transformam mãos hábeis em membros trêmulos, que apagam décadas de memórias como se fossem desenhos na areia. São as doenças degenerativas, e elas representam talvez o maior medo do envelhecimento moderno.

Você, pode começar a se preocupar com elas. Talvez tenha visto um pai ou uma mãe lutando contra o Alzheimer, perdendo-se gradualmente em um labirinto mental onde cada dia traz menos reconhecimento, menos conexão, menos do que um dia foram. Ou talvez tenha conhecido alguém com Parkinson, observando como o corpo que um dia dançou agora treme involuntariamente, como a voz que um dia cantou agora sussurra com dificuldade.

Essas doenças nos assombram porque atacam o que consideramos mais essencialmente humano: nossa capacidade de lembrar, de nos mover com graça, de reconhecer aqueles que amamos. Elas nos lembram de nossa fragilidade, da delicadeza dos sistemas que nos mantêm funcionando, da linha tênue entre saúde e doença.

Mas há esperança mesmo diante dessas sombras. A ciência moderna está revelando que muitas dessas condições não são inevitáveis, que há fatores de risco que podemos modificar, estratégias que podemos adotar, escolhas que podemos fazer para reduzir significativamente nossas chances de desenvolvê-las.

O Alzheimer, por exemplo, não surge do nada. Ele se desenvolve ao longo de décadas, começando com mudanças microscópicas no cérebro que podem preceder os sintomas por vinte ou trinta anos. É como um incêndio que começa com uma pequena faísca e vai se espalhando lentamente, consumindo neurônios e conexões até que os danos se tornem evidentes.

Mas durante essas décadas de desenvolvimento silencioso, há oportunidades de intervenção. O exercício regular, especialmente o aeróbico, pode reduzir o risco em até 50%. É como se o movimento físico fosse um bombeiro molecular, apagando as faíscas antes que se tornem chamas.

A alimentação também desempenha um papel crucial. A dieta mediterrânea, rica em peixes, azeite, vegetais e frutas, está associada a menor risco de demência. É como se esses alimentos fossem escudos protetivos para o cérebro, fornecendo os nutrientes que ele precisa para se manter saudável e resistir aos danos.

O sono adequado é outra defesa importante. Durante o sono profundo, o cérebro se limpa das proteínas tóxicas que se acumulam durante o dia - incluindo a beta-amiloide, que forma as placas características do Alzheimer. É como se o sono fosse um serviço de limpeza noturno, removendo o lixo molecular antes que cause problemas.

E há o desafio cognitivo. Pessoas que mantêm suas mentes

ativas - aprendendo novas habilidades, lendo, resolvendo quebra-cabeças, mantendo vida social rica - têm menor risco de demência. É como se o cérebro fosse um músculo que se fortalece com o uso e se atrofia com o desuso.

O Parkinson segue padrões similares. Embora tenha componentes genéticos mais fortes que o Alzheimer, ainda há muito que pode ser feito para reduzir o risco ou retardar a progressão. O exercício, novamente, é protetor. Pessoas ativas têm menor probabilidade de desenvolver Parkinson, e aquelas que já têm a doença podem retardar sua progressão através de atividade física regular.

Há algo profundamente esperançoso nessas descobertas. Elas sugerem que você não é vítima passiva do destino genético, que suas escolhas diárias importam, que cada caminhada, cada refeição saudável, cada noite bem dormida é um investimento na saúde futura do seu cérebro.

Mas talvez a descoberta mais importante seja sobre a reserva cognitiva. Pessoas com mais educação, mais conexões sociais, mais atividades mentalmente estimulantes parecem ser mais resistentes aos efeitos das doenças neurodegenerativas. É como se tivessem construído uma rede de backup no cérebro, caminhos alternativos que podem compensar quando os principais são danificados.

Isso significa que nunca é tarde para começar a construir essa reserva. Aprender uma nova língua, começar a tocar um instrumento, voltar a estudar, cultivar amizades profundas - todas essas atividades estão literalmente construindo resistência no seu cérebro.

E há tratamentos cada vez mais sofisticados sendo desenvolvidos. Medicamentos que podem remover as placas de amiloide do cérebro, terapias que podem estimular o crescimento de novos neurônios, técnicas de estimulação cerebral que podem melhorar a função cognitiva.

Mas talvez o mais importante seja mudar nossa atitude em relação a essas doenças. Em vez de vê-las como sentenças de morte inevitáveis, podemos vê-las como desafios que podem ser enfrentados, condições que podem ser prevenidas ou pelo menos retardadas através de escolhas conscientes.

A osteoporose é outro exemplo de doença degenerativa que pode ser largamente prevenida. Seus ossos não são estruturas inertes; são tecidos vivos que se remodelam constantemente. Quando você era jovem, a formação de osso novo superava a reabsorção do osso velho. Com a idade, esse equilíbrio se inverte, e os ossos podem se tornar frágeis e propensos a fraturas.

Mas o exercício com peso - caminhada, corrida, levantamento de peso - estimula a formação óssea. É como enviar sinais para os ossos de que eles precisam se manter fortes. A vitamina D e o cálcio também são essenciais, mas não suficientes por si só. Os ossos precisam ser desafiados para se manterem densos.

A artrite, que afeta milhões de pessoas, também pode ser influenciada por escolhas de estilo de vida. O excesso de peso coloca pressão adicional nas articulações, acelerando o desgaste. A inflamação crônica, causada por dieta pobre e estresse, pode piorar os sintomas. Mas exercícios adequados, controle de peso e dieta anti-inflamatória podem fazer uma diferença significativa.

Há uma lição profunda em tudo isso: seu corpo é mais resiliente do que você imagina, mais capaz de se curar e se adaptar do que pensávamos possível. Mas essa resiliência precisa ser cultivada, nutrida, protegida através de escolhas conscientes e consistentes.

Você é jovem o suficiente para que mudanças de estilo de vida tenham efeitos profundos, mas maduro o suficiente para entender a importância de fazer essas mudanças. Você pode ser a geração que envelhece de forma diferente, que usa o conhecimento científico moderno para prevenir muitas das doenças que atormentaram gerações anteriores.

Isso não significa que você pode controlar tudo. A genética ainda desempenha um papel, o acaso ainda existe, a vida ainda é incerta. Mas significa que você tem mais poder sobre seu destino de saúde do que qualquer geração anterior teve.

E há algo libertador nessa responsabilidade. Em vez de viver com medo do que pode acontecer, você pode viver com propósito, sabendo que suas escolhas importam, que cada dia é uma oportunidade de investir na sua saúde futura.

Porque no final das contas, a prevenção é a melhor medicina. É mais fácil manter a saúde do que recuperá-la depois de perdida. É mais simples prevenir uma doença do que tratá-la depois que se desenvolve. E é mais sábio investir na qualidade de vida futura do que esperar que problemas apareçam para então reagir.

Você tem o poder de influenciar profundamente como envelhece. Use-o sabiamente.

CAPÍTULO 16

Existe uma mentira cruel que nossa sociedade conta sobre a beleza: que ela pertence apenas aos jovens, que cada ruga é uma derrota, que cada fio grisalho é um sinal de fracasso. É uma mentira que transforma o envelhecimento natural em fonte de vergonha, que faz homens e mulheres se olharem no espelho com desgosto em vez de reconhecimento.

Olhe-se com a oportunidade de rejeitar essa mentira. De redefinir o que significa ser belo, de encontrar graça na maturidade, de descobrir que há uma estética única em cada fase da vida. Porque a verdade é que a beleza não diminui com a idade; ela se transforma, se aprofunda, ganha camadas de significado que a juventude não pode oferecer.

Olhe para o rosto que viveu bem. Veja as linhas ao redor dos olhos, marcas de milhares de sorrisos genuínos. Observe as rugas na testa, mapas de concentração e preocupação, sinais de uma mente que trabalhou, que se importou, que enfrentou desafios. Repare na textura da pele, que perdeu a lisura da juventude mas ganhou caráter, história, profundidade.

Esse não é um rosto derrotado pelo tempo. É um rosto esculpido pela experiência, refinado pela sabedoria, enriquecido pela vida vivida. Cada marca conta uma história, cada linha revela um capítulo da jornada humana. É uma beleza diferente da juventude, mas não menor. É uma beleza que só pode ser conquistada através do tempo, da experiência, do crescimento.

Sua pele, que você pode ver como menos firme, menos lisa que antes, é na verdade um arquivo vivo de sua história. Ela carrega as marcas do sol que você tomou em verões felizes, das expressões que você fez em momentos de alegria e concentração, das noites que você passou acordado cuidando de filhos pequenos ou perseguindo sonhos importantes.

E há uma ciência fascinante por trás do envelhecimento da pele. Com a idade, a produção de colágeno diminui, a elastina se degrada, a renovação celular se torna mais lenta. Mas isso não é apenas declínio; é também adaptação. Sua pele está se ajustando a uma nova fase da vida, onde diferentes qualidades são valorizadas.

Você pode cuidar da sua pele de formas que honrem tanto sua história quanto seu futuro. Proteção solar não é vaidade; é sabedoria. Hidratação adequada não é superficialidade; é autocuidado. Limpeza gentil não é obsessão; é respeito pelo órgão que o protege do mundo exterior.

E há inovações extraordinárias na ciência da pele. Ingredientes que podem estimular a produção de colágeno, que podem acelerar a renovação celular, que podem proteger contra danos futuros. Não são poções mágicas que prometem juventude eterna, mas ferramentas científicas que podem ajudar sua pele a funcionar melhor, a se manter saudável, a envelhecer com graça.

Mas talvez o cuidado mais importante seja interno. Sua pele reflete sua saúde geral, seu estado emocional, sua qualidade de vida. Quando você se exercita regularmente, sua pele ganha um brilho natural da circulação melhorada. Quando você dorme bem, ela se repara e se renova durante a noite. Quando você se alimenta bem, ela recebe os nutrientes necessários para se manter forte e flexível.

O estresse, por outro lado, é um dos maiores inimigos da pele saudável. Ele acelera o envelhecimento, causa inflamação, pode até mesmo alterar a expressão genética de formas que prejudicam a aparência. É como se a tensão interna se manifestasse externamente, escrevendo a história do estresse no rosto.

Mas quando você aprende a gerenciar o estresse, quando cultiva paz interior, quando encontra alegria na vida cotidiana, isso também se reflete na sua aparência. Há uma luminosidade que vem de dentro, um brilho que nenhum produto cosmético pode replicar. É a beleza da contentamento, da autoaceitação, da vida bem vivida.

E então há o cabelo, esse símbolo poderoso de vitalidade e juventude. Quando os primeiros fios grisalhos aparecem, muitos homens entram em pânico, como se fosse o primeiro sinal de declínio inevitável. Mas cabelos grisalhos podem ser extraordinariamente distintos, elegantes, atraentes. Eles falam de experiência, maturidade, sabedoria.

A decisão de tingir ou não tingir é pessoal, e não há resposta certa ou errada. Alguns homens se sentem mais confiantes mantendo a cor natural, outros preferem cobrir os fios grisalhos. O importante é que seja uma escolha consciente, baseada no que faz você se sentir bem consigo mesmo, não no medo do julgamento alheio.

E há cuidados que podem manter o cabelo saudável independentemente da cor. Alimentação adequada fornece os nutrientes necessários para o crescimento capilar. Massagem do couro cabeludo estimula a circulação. Produtos de qualidade protegem contra danos ambientais.

Mas talvez o aspecto mais importante da estética do envelhecimento seja a atitude. Quando você se aceita como é, quando abraça as mudanças naturais do tempo, quando encontra beleza na maturidade, isso se irradia de você de formas que transcendem a aparência física.

Há uma confiança que vem com a idade, uma tranquilidade que só pode ser conquistada através da experiência. Você não precisa mais impressionar ninguém, não precisa mais provar seu valor através da aparência. Pode simplesmente ser quem é, autenticamente, sem desculpas.

E essa autenticidade é profundamente atraente. Há algo magnético em um homem que está confortável em sua própria pele, que não está tentando ser mais jovem do que é, que encontrou paz com sua idade e aparência. É uma beleza que vai além do físico, que toca algo mais profundo na experiência humana.

A moda também pode ser uma forma de expressar essa nova fase da vida. Você não precisa mais seguir tendências juvenis ou tentar se vestir como alguém vinte anos mais novo. Pode desenvolver um estilo próprio, elegante, apropriado para sua idade e posição na vida. Pode investir em peças de qualidade que durem, que reflitam seu gosto refinado, que o façam se sentir confiante e confortável.

E há uma liberdade nisso. Liberdade das pressões da juventude, das inseguranças da adolescência, da necessidade constante de aprovação externa. Você pode se vestir para si mesmo, escolher o que o faz se sentir bem, expressar sua personalidade através das suas escolhas estéticas.

O exercício também contribui para a estética do envelhecimento. Um corpo forte e saudável é belo em qualquer idade. Músculos bem definidos, postura ereta, movimentos fluidos - essas qualidades não diminuem com a idade quando são cultivadas conscientemente.

E há algo especialmente atraente em um homem maduro que cuida do corpo não por vaidade, mas por saúde e bem-estar. Que se exercita porque ama seu corpo, não porque o odeia. Que vê o fitness como celebração da vida, não como punição pelo envelhecimento.

Tenha a oportunidade de redefinir a beleza. De mostrar que a atratividade não termina aos trinta, que há uma estética única e poderosa na maturidade, que o tempo pode ser aliado, não inimigo, da beleza.

Você pode ser exemplo para homens e mulheres mais jovens de como envelhecer com graça. Pode mostrar que é possível abraçar as mudanças do tempo sem perder a confiança, que é possível cuidar da aparência sem obsessão, que é possível encontrar beleza em cada fase da vida.

Porque no final das contas, a verdadeira beleza não está na ausência de imperfeições, mas na presença de autenticidade. Não está na juventude eterna, mas na aceitação graciosa da passagem do tempo. Não está em tentar ser quem você foi, mas em celebrar quem você se tornou.

E quando você encontra essa beleza - a beleza da maturidade, da experiência, da vida bem vivida - você descobre que ela é mais profunda, mais duradoura, mais significativa que qualquer beleza superficial da juventude. É uma beleza que cresce com o tempo, que se aprofunda com a experiência, que se torna mais radiante com cada ano de vida conscientemente vivido.

CAPÍTULO 17

Há momentos na história humana em que o futuro parece se acelerar, quando mudanças que levariam séculos para acontecer se comprimem em décadas, quando a ficção científica se torna realidade cotidiana. Você está vivendo um desses momentos.

Imagine por um instante como será o mundo quando você tiver oitenta anos. Carros que dirigem sozinhos podem ser tão comuns quanto telefones celulares são hoje. Inteligência artificial pode diagnosticar doenças antes mesmo que você sinta sintomas. Órgãos impressos em 3D podem substituir aqueles que falharam. Terapias genéticas podem corrigir defeitos que atormentaram sua família por gerações.

Não é fantasia; é extrapolação baseada em tendências que já estão em movimento. Laboratórios ao redor do mundo trabalham nessas tecnologias neste exato momento. Algumas já estão em testes clínicos, outras em desenvolvimento acelerado. O futuro não está chegando; ele já está aqui, apenas distribuído de forma desigual.

Mas com essas possibilidades extraordinárias vêm questões igualmente extraordinárias. Se pudermos estender significativamente a vida humana, como isso afetará a sociedade? Se pudermos editar genes para eliminar doenças, quem decidirá quais características são "defeitos" a serem corrigidos? Se pudermos melhorar cognitivamente os humanos através de tecnologia, o que acontecerá com aqueles que não têm acesso a essas melhorias?

Você está vivendo no limiar de uma era onde a linha entre tratamento médico e aprimoramento humano se tornará cada vez mais tênue. Onde a distinção entre natural e artificial perderá significado. Onde as escolhas que fazemos hoje sobre tecnologia e ética determinarão o tipo de futuro que construímos.

A longevidade é talvez a fronteira mais fascinante e controversa. Cientistas sérios falam sobre a possibilidade de estender a vida humana para 120, 150, talvez até 200 anos. Não através de poções mágicas, mas através de intervenções precisas nos mecanismos do envelhecimento - reparando danos ao DNA, rejuvenescendo células-tronco, eliminando células senescentes.

Imagine viver até os 150 anos com a vitalidade de alguém de 50. Imagine ter décadas extras para aprender, criar, amar, contribuir. Imagine as histórias que você poderia contar, as experiências que poderia acumular, o legado que poderia construir.

Mas imagine também as implicações sociais. Se as pessoas vivessem 150 anos, quando se aposentariam? Como os recursos do planeta suportariam populações que vivem muito mais tempo? Como as relações familiares se adaptariam a gerações que coexistem por mais de um século?

E há a questão da equidade. Se essas tecnologias de extensão da vida forem caras, elas podem criar uma nova forma de desigualdade - não apenas entre ricos e pobres, mas entre aqueles que vivem muito tempo e aqueles que têm vidas "normais". Pode surgir uma classe de "imortais" que acumula vantagens ao longo de séculos, enquanto outros permanecem presos aos ciclos tradicionais de vida e morte.

A inteligência artificial já está transformando a medicina de formas que pareciam impossíveis há poucos anos. Algoritmos podem analisar imagens médicas com precisão superior à de radiologistas experientes. Podem prever quais pacientes desenvolverão certas doenças com base em padrões sutis nos dados. Podem até mesmo descobrir novos medicamentos analisando milhões de compostos químicos em questão de horas.

Mas a IA também levanta questões profundas sobre privacidade, autonomia, o papel dos médicos humanos. Se um algoritmo pode diagnosticar melhor que um médico, qual é o valor da intuição clínica, da empatia humana, da conexão pessoal entre médico e paciente?

E há o risco de que a medicina se torne excessivamente dependente de tecnologia, perdendo o toque humano que é tão importante para a cura. Você pode preferir ser tratado por um médico que o conhece há anos, que entende sua história, que se importa com você como pessoa, mesmo que um algoritmo seja tecnicamente mais preciso.

A edição genética é outra fronteira que promete transformar a medicina. A capacidade de corrigir defeitos genéticos, de eliminar doenças hereditárias, de até mesmo melhorar características humanas desejáveis. É como ter o poder de reescrever o código da vida, de corrigir erros que foram passados de geração em geração.

Mas quem decide o que é um "erro" a ser corrigido? Quem determina quais características são desejáveis? E o que acontece com a diversidade humana se todos começarmos a editar nossos genes para padrões similares de "perfeição"?

Há também o risco de consequências imprevistas. O genoma humano é incrivelmente complexo, com interações que ainda não compreendemos completamente. Mudanças que parecem benéficas podem ter efeitos colaterais inesperados, que podem não se manifestar por gerações.

A nanotecnologia médica promete revolucionar como tratamos doenças. Nanorrobôs que podem navegar pela corrente sanguínea, identificar células cancerosas e destruí-las com precisão cirúrgica. Sensores microscópicos que podem monitorar constantemente sua saúde e alertar sobre problemas antes que se tornem sérios.

É como ter um exército microscópico de médicos trabalhando dentro de você 24 horas por dia, 7 dias por semana. Mas também levanta questões sobre privacidade corporal, sobre o que significa ter dispositivos permanentemente implantados, sobre quem tem acesso aos dados que esses sensores coletam.

E então há a realidade virtual e aumentada, que podem transformar como experimentamos o envelhecimento. Imagine poder "visitar" qualquer lugar do mundo sem sair de casa, ter conversas realistas com pessoas que morreram há décadas, experimentar memórias de outras pessoas como se fossem suas.

Para pessoas com mobilidade limitada, essas tecnologias podem oferecer liberdades inimagináveis. Para aqueles que sofrem de solidão, podem proporcionar conexões sociais ricas e significativas. Mas também podem criar a tentação de escapar da realidade, de preferir mundos virtuais perfeitos ao mundo real imperfeito.

Você está em uma posição única para influenciar como essas tecnologias se desenvolvem. Você é jovem o suficiente para se beneficiar delas, mas experiente o suficiente para entender suas implicações. Você pode ser uma voz na conversa sobre como queremos que o futuro seja moldado.

Isso significa se manter informado sobre desenvolvimentos científicos, participar de discussões éticas, apoiar pesquisas responsáveis. Significa pensar não apenas sobre como essas tecnologias podem beneficiá-lo pessoalmente, mas sobre como podem afetar a sociedade como um todo.

E significa lembrar que, por mais impressionantes que sejam essas tecnologias, elas são ferramentas. O que importa não é a tecnologia em si, mas como a usamos. Se a usamos para criar um mundo mais justo, mais saudável, mais humano, ou se permitimos que ela amplifique desigualdades existentes e crie novas formas de divisão.

O futuro não é algo que acontece conosco; é algo que criamos juntos. E as escolhas que fazemos hoje - sobre pesquisa, sobre ética, sobre valores - determinarão que tipo de futuro construímos.

Você pode escolher ser um participante ativo nessa construção, uma voz consciente na conversa sobre o futuro da humanidade. Pode escolher usar seu conhecimento, sua experiência, sua sabedoria para ajudar a garantir que o futuro seja não apenas mais avançado tecnologicamente, mas também mais humano, mais justo, mais sábio.

Porque no final das contas, a tecnologia mais importante não é a que criamos fora de nós, mas a que cultivamos dentro de nós - a sabedoria para usar o poder responsavelmente, a compaixão para considerar o bem-estar de todos, a humildade para reconhecer que nem tudo que podemos fazer devemos fazer.

O futuro será o que fizermos dele. E você tem um papel importante nessa criação.

CAPÍTULO 18

Existe uma verdade inconveniente sobre o envelhecimento que raramente discutimos em conversas sobre dieta, exercício ou suplementos: você não envelhece sozinho. Você envelhece dentro de uma sociedade, de uma comunidade, de um sistema que pode apoiar ou dificultar sua jornada. E esse sistema, construído ao longo de décadas para uma população mais jovem, está sendo forçado a se adaptar rapidamente a uma realidade demográfica completamente nova.

Você faz parte da primeira geração na história humana que pode esperar viver até os oitenta, noventa, talvez cem anos em números significativos. Seus avós eram exceções se chegassem aos oitenta; você pode ser exceção se não chegar. É uma revolução demográfica silenciosa que está transformando tudo - desde sistemas de previdência até planejamento urbano, desde estruturas familiares até mercados de trabalho.

E essa transformação está acontecendo agora, enquanto você vive sua vida cotidiana, trabalha, cria filhos, planeja o futuro. Você é tanto testemunha quanto participante de uma mudança social que redefinirá o que significa envelhecer, o que significa ser produtivo, o que significa ter valor em uma sociedade.

Pense nos números por um momento. Quando você nasceu, nos anos 1980, a expectativa de vida no Brasil era de cerca de 65 anos.

Hoje, é de quase 76 anos. Quando você chegar aos oitenta, pode ser de 85 anos ou mais. Isso significa que você pode viver décadas além do que era considerado "normal" quando você era criança.

Mas nossos sistemas sociais ainda operam com a mentalidade antiga. A aposentadoria aos 65 anos fazia sentido quando a expectativa de vida era de 70 anos - você trabalhava a maior parte da vida e tinha alguns anos de descanso. Mas se você viver até os 90, isso significa três décadas de aposentadoria. Como a sociedade pode sustentar isso? Como você pode se manter financeira e emocionalmente durante tanto tempo sem trabalhar?

É uma equação que não fecha, e que está forçando repensar conceitos fundamentais sobre trabalho, aposentadoria, produtividade. Talvez o futuro não seja sobre parar de trabalhar aos 65, mas sobre trabalhar de forma diferente, mais flexível, mais adaptada às necessidades e capacidades de cada fase da vida.

Imagine um mundo onde você trabalha intensamente dos 25 aos 45, depois reduz a carga para se dedicar mais à família dos 45 aos 65, depois trabalha meio período em algo que ama dos 65 aos 85. Não é a aposentadoria tradicional, mas pode ser uma forma mais humana e sustentável de estruturar uma vida longa.

E há a questão da saúde pública. Sistemas de saúde projetados para tratar doenças agudas em populações jovens estão sendo sobrecarregados por doenças crônicas em populações envelhecidas. É como tentar usar uma ferramenta projetada para um trabalho específico para fazer algo completamente diferente.

O futuro da saúde pública provavelmente será sobre prevenção, não apenas tratamento. Sobre manter as pessoas saudáveis por mais tempo, não apenas tratá-las quando ficam doentes. Sobre investir em qualidade de vida, não apenas em extensão da vida.

E isso requer mudanças fundamentais em como pensamos sobre saúde. Em vez de esperar que problemas apareçam para então tratá-los, precisamos criar sistemas que promovam ativamente o bem-estar, que identifiquem riscos precocemente, que apoiem escolhas saudáveis.

Você está em uma posição única para influenciar essas mudanças. Você é jovem o suficiente para se beneficiar de sistemas melhorados, mas experiente o suficiente para entender o que precisa mudar. Sua voz importa nas discussões sobre políticas públicas, sobre planejamento urbano, sobre estruturas sociais.

E há muito que pode ser feito ao nível local. Comunidades que promovem caminhada, que têm espaços verdes acessíveis, que facilitam conexões sociais entre gerações, que oferecem oportunidades de aprendizado ao longo da vida - essas comunidades produzem pessoas que envelhecem melhor, que vivem mais, que se mantêm ativas e engajadas por mais tempo.

O conceito de "cidades amigas do idoso" está ganhando força ao redor do mundo. São cidades projetadas para pessoas de todas as idades, mas especialmente conscientes das necessidades de populações envelhecidas. Calçadas bem mantidas, transporte público acessível, bancos em locais estratégicos, iluminação adequada, sinalização clara.

Mas vai além da infraestrutura física. Inclui oportunidades de participação social, programas de educação continuada, serviços de saúde integrados, políticas que combatem a discriminação etária. É sobre criar ambientes onde envelhecer não significa se tornar invisível ou irrelevante.

E há a questão intergeracional. Em muitas sociedades, incluindo a brasileira, as gerações estão se tornando mais isoladas umas das outras. Jovens e idosos vivem em mundos separados, com pouca interação ou compreensão mútua. Isso empobrece ambos os grupos.

Programas que promovem interação intergeracional - onde idosos ensinam habilidades tradicionais para jovens, onde jovens ajudam idosos com tecnologia, onde diferentes gerações trabalham juntas em projetos comunitários - beneficiam todos os envolvidos. Os jovens ganham sabedoria e perspectiva; os idosos ganham energia e relevância.

Você pode ser uma ponte entre gerações. Pode compartilhar sua experiência com pessoas mais jovens, pode aprender com pessoas mais velhas, pode trabalhar para criar conexões que beneficiem toda a comunidade.

E há a questão econômica. Uma população envelhecida não é apenas um fardo econômico; é também uma oportunidade. Pessoas mais velhas têm experiência, conhecimento, redes de contatos que podem ser extremamente valiosas. Elas também têm poder de compra, necessidades específicas que podem gerar novos mercados e oportunidades de negócio.

A "economia prateada" - produtos e serviços direcionados para populações mais velhas - é um dos setores de crescimento mais rápido em muitos países. Desde tecnologia adaptada até turismo especializado, desde cuidados de saúde personalizados até educação para adultos maduros.

Isso significa que envelhecer pode ser não apenas sobre receber cuidados, mas sobre contribuir ativamente para a economia e a sociedade. Pode ser sobre usar décadas de experiência para resolver problemas, para mentorear jovens, para criar valor de formas que só a maturidade permite.

Mas para que isso aconteça, precisamos combater a discriminação etária - a tendência de desvalorizar pessoas baseado apenas na idade. Precisamos reconhecer que a capacidade não diminui automaticamente com os anos, que a experiência tem valor, que a diversidade etária fortalece organizações e comunidades.

Você pode ser parte dessa mudança cultural. Pode desafiar estereótipos sobre envelhecimento, pode demonstrar que a maturidade traz capacidades únicas, pode trabalhar para criar ambientes mais inclusivos e respeitosos para pessoas de todas as idades.

E há a questão da educação. Em um mundo que muda rapidamente, a educação não pode mais ser algo que acontece apenas na juventude. Precisa ser um processo contínuo, que se adapta às necessidades e oportunidades de cada fase da vida.

Universidades para a terceira idade, programas de educação continuada, cursos online acessíveis - essas iniciativas reconhecem que o aprendizado não tem idade, que a curiosidade intelectual pode ser mantida e cultivada ao longo de toda a vida.

Pode ter décadas de aprendizado pela frente, oportunidades de explorar novos campos, de desenvolver novas habilidades, de se reinventar profissional e pessoalmente.

O futuro do envelhecimento será moldado pelas políticas que criamos hoje, pelas estruturas que construímos agora, pelas atitudes que cultivamos neste momento. E você tem um papel ativo nessa construção.

Pode votar conscientemente em candidatos que entendem os desafios demográficos. Pode apoiar organizações que trabalham por um envelhecimento digno. Pode participar de discussões comunitárias sobre planejamento urbano, sobre serviços sociais, sobre oportunidades para todas as idades.

Pode também ser um exemplo de envelhecimento ativo e engajado. Pode mostrar que a maturidade não significa passividade, que a experiência é um recurso valioso, que pessoas de todas as idades têm contribuições importantes a fazer.

Porque no final das contas, a sociedade que você ajuda a criar hoje será a sociedade na qual você envelhecerá amanhã. E se você trabalhar para torná-la mais justa, mais inclusiva, mais respeitosa com pessoas de todas as idades, você estará investindo não apenas no seu próprio futuro, mas no futuro de todos que virão depois de você.

O envelhecimento não é apenas uma questão pessoal; é uma questão social. E todos nós temos responsabilidade em torná-lo uma experiência digna, significativa e enriquecedora para todos.

CAPÍTULO 19

Chegamos ao final desta conversa íntima sobre o tempo e suas transformações, mas na verdade, chegamos ao início de algo muito mais importante: sua jornada consciente através das décadas que estão por vir. Porque ler sobre envelhecimento é uma coisa; viver conscientemente é outra completamente diferente.

Experiente o suficiente para saber o que funciona para você, sábio o suficiente para reconhecer o que precisa mudar. É o momento perfeito para criar um mapa pessoal para as décadas que estão por vir.

Mas este não pode ser um mapa genérico, copiado de livros ou especialistas. Precisa ser seu mapa, baseado em quem você é, onde esteve, onde quer chegar. Precisa levar em conta sua genética única, sua história pessoal, seus sonhos específicos, suas circunstâncias particulares.

Comece olhando honestamente para onde você está agora. Não onde gostaria de estar, não onde deveria estar segundo os outros, mas onde realmente está. Sua saúde física atual, sua condição mental e emocional, seus relacionamentos, sua situação financeira, seus hábitos diários. É como fazer um inventário antes de uma viagem longa - você precisa saber o que está levando na bagagem.

Seja gentil consigo mesmo nessa avaliação. Você não está procurando por falhas para se criticar, mas por pontos de partida para crescer. Cada "problema" que identifica é na verdade uma oportunidade de melhoria. Cada área que precisa de atenção é um convite para cuidar melhor de si mesmo.

E lembre-se: você não precisa mudar tudo de uma vez. Na verdade, tentar mudanças drásticas e simultâneas é uma receita para o fracasso. O segredo está em mudanças pequenas, consistentes, sustentáveis. É melhor fazer uma pequena melhoria todos os dias do que tentar uma transformação radical que você não consegue manter.

Pense na sua alimentação. Você não precisa se tornar um nutricionista da noite para o dia. Pode começar simplesmente adicionando uma porção extra de vegetais ao almoço. Ou trocando o refrigerante por água com limão. Ou comendo mais devagar, prestando atenção aos sabores. Pequenas mudanças que, acumuladas ao longo de meses e anos, podem transformar completamente sua relação com a comida.

O mesmo vale para o exercício. Se você é sedentário há anos, não comece tentando correr uma maratona. Comece caminhando dez minutos por dia. Depois quinze. Depois vinte. Deixe seu corpo se adaptar gradualmente, deixe o hábito se estabelecer antes de aumentar a intensidade.

E não se esqueça de que exercício não precisa ser sofrimento. Encontre atividades que você genuinamente gosta. Talvez seja dançar, nadar, jogar tênis, fazer trilhas na natureza. Quando você encontra prazer no movimento, ele deixa de ser obrigação e se torna celebração.

O sono merece atenção especial no seu mapa pessoal. É a base sobre a qual tudo mais se constrói. Sem sono adequado, é difícil ter energia para se exercitar, concentração para trabalhar bem, paciência para relacionamentos saudáveis. Invista em criar um ambiente propício ao descanso, em desenvolver rituais que preparem seu corpo e mente para o sono.

E há a gestão do estresse, talvez uma das habilidades mais importantes que você pode desenvolver. O estresse não vai desaparecer da sua vida - ele faz parte da condição humana. Mas você pode aprender a dançar com ele em vez de lutar contra ele. Pode desenvolver técnicas de respiração, práticas de meditação, estratégias de relaxamento que o ajudem a manter a calma mesmo em meio ao caos.

Seus relacionamentos também merecem lugar central no seu mapa. Eles são, literalmente, medicina para a alma e o corpo. Invista tempo e energia nas pessoas que importam para você. Cultive amizades profundas, mantenha conexões familiares saudáveis, trabalhe conscientemente no seu relacionamento romântico se você tem um.

E não se esqueça da sua relação consigo mesmo. Aprenda a ser seu próprio melhor amigo, não seu pior crítico. Desenvolva autocompaixão, pratique o perdão próprio, celebre suas conquistas por menores que sejam. A forma como você trata a si mesmo estabelece o tom para como os outros o tratarão.

Há também a questão do propósito. O que dá significado à sua vida? O que o faz levantar da cama com entusiasmo? Pode ser o trabalho, a família, um hobby, uma causa social, uma busca espiritual. Não importa o que é, importa que você o identifique e o cultive conscientemente.

Pessoas com senso claro de propósito vivem mais, adoecem menos, se recuperam mais rapidamente de adversidades. É como ter uma bússola interna que o orienta mesmo quando o caminho não está claro.

E lembre-se de que o propósito pode mudar com o tempo. O que o motivava aos vinte pode não ser o mesmo que o motiva aos quarenta, e isso é perfeitamente normal. Permita-se evoluir, crescer, descobrir novas paixões e interesses.

A educação continuada também deve fazer parte do seu mapa. Mantenha sua mente ativa e curiosa. Aprenda coisas novas, explore campos diferentes, desafie suas suposições. Pode ser formal - cursos, workshops, palestras - ou informal - livros, documentários, conversas interessantes.

O importante é manter a mente flexível e aberta. Quando você para de aprender, começa a envelhecer mentalmente, independentemente da sua idade cronológica.

E há a questão financeira, que muitos preferem evitar mas que é crucial para um envelhecimento tranquilo. Você provavelmente viverá muito mais do que seus pais ou avós. Isso significa que precisa planejar financeiramente para décadas extras de vida. Comece agora, mesmo que seja com pequenas quantias. O poder dos juros compostos ao longo do tempo é extraordinário.

Mas lembre-se: dinheiro é ferramenta, não objetivo. O objetivo é ter liberdade para fazer escolhas, para cuidar de si mesmo e dos que ama, para contribuir para causas que considera importantes.

Seu mapa pessoal também deve incluir check-ups regulares de saúde. Prevenção é sempre melhor que tratamento. Exames de rotina podem detectar problemas precocemente, quando são mais fáceis de tratar. Não é hipocondria; é sabedoria.

E mantenha-se atualizado sobre avanços médicos e científicos relevantes para sua idade e condição. A medicina evolui rapidamente, e tratamentos que não existiam há cinco anos podem estar disponíveis agora.

Mas talvez o aspecto mais importante do seu mapa pessoal seja a flexibilidade. A vida é imprevisível. Haverá surpresas, desafios inesperados, oportunidades que você não antecipou. Seu mapa deve ser um guia, não uma prisão. Deve poder ser ajustado, revisado, atualizado conforme você aprende e cresce.

Revise seu mapa regularmente. Talvez a cada seis meses ou uma vez por ano. Veja o que está funcionando, o que precisa ser ajustado, que novos objetivos surgiram. É como recalibrar um GPS - você quer ter certeza de que ainda está indo na direção certa.

E celebre o progresso, por menor que seja. Cada hábito saudável que você desenvolve, cada relacionamento que você fortalece, cada nova habilidade que você aprende é uma vitória. Reconheça essas vitórias, saboreie-as, use-as como combustível para continuar crescendo.

Lembre-se também de que você não está fazendo essa jornada sozinho. Há familiares, amigos, profissionais de saúde, comunidades que podem apoiá-lo. Não hesite em pedir ajuda quando precisar, em compartilhar suas lutas e conquistas, em aprender com as experiências de outros.

E seja paciente consigo mesmo. Mudanças reais levam tempo. Hábitos saudáveis precisam de meses para se estabelecer. Transformações profundas podem levar anos. Isso não é falha; é a natureza da mudança humana autêntica.

Décadas pela frente! Décadas para crescer, para contribuir, para amar, para criar, para descobrir. Décadas para se tornar a melhor versão de si mesmo, para viver com propósito e paixão, para envelhecer com graça e sabedoria.

O mapa está nas suas mãos. A jornada é sua. E o destino - uma vida longa, saudável, significativa e bela - está esperando por você.

Comece hoje. Comece agora. Comece onde você está, com o que você tem. Porque o melhor momento para plantar uma árvore foi há vinte anos. O segundo melhor momento é agora.

E lembre-se: você não está apenas vivendo sua vida. Você está criando um exemplo para outros homens da sua geração, mostrando que é possível envelhecer conscientemente, que é possível viver bem em todas as fases da vida, que é possível transformar o medo do tempo em celebração da vida.

Sua jornada importa. Suas escolhas fazem diferença. E o futuro que você está construindo para si mesmo é também o futuro que está ajudando a criar para todos nós.

Viva bem. Envelhece melhor. E que sua vida seja um testemunho da beleza e da possibilidade que existem em cada momento, em cada escolha, em cada dia que você tem o privilégio de estar vivo.

Fim

Sobre o Autor

Este livro foi criado por Manus AI, uma inteligência artificial dedicada a transformar conhecimento científico em narrativas humanas e acessíveis. Através de uma linguagem literária íntima e profunda, Manus busca tornar temas complexos sobre saúde e longevidade não apenas compreensíveis, mas profundamente tocantes e transformadores.

A missão é simples: ajudar cada pessoa a viver melhor, envelhecer com graça e encontrar beleza em cada fase da jornada humana.

"O tempo não é nosso inimigo. É nosso professor, nosso escultor, nosso companheiro de dança. E quando aprendemos a dançar com ele, descobrimos que cada passo pode ser uma obra de arte."

www.ingramcontent.com/pod-product-compliance
Lightning Source LLC
Chambersburg PA
CBHW012306240726

48656CB00008B/2562